U0251005

品读生活 | 优享人生

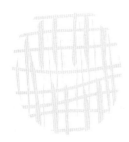

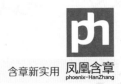

含章新实用 凤凰含章
phoenix-HanZhang

经络排毒瑜伽瘦身

就要这样练

矫林江　丹丹　著

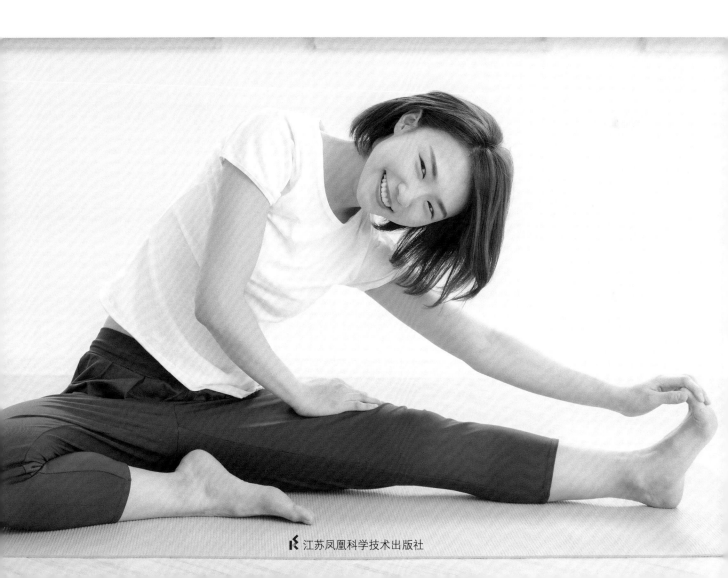

江苏凤凰科学技术出版社

图书在版编目（CIP）数据

经络排毒瑜伽瘦身就要这样练 / 矫林江，丹丹著
. -- 南京 : 江苏凤凰科学技术出版社, 2019.6
    ISBN 978-7-5713-0220-7

    Ⅰ . ①经… Ⅱ . ①矫… ②丹… Ⅲ . ①瑜伽—减肥—
基本知识 Ⅳ . ① R793.51 ② TS974.14

中国版本图书馆 CIP 数据核字 (2019) 第 057243 号

经络排毒瑜伽瘦身就要这样练

著　　　者	矫林江　丹　丹
责 任 编 辑	樊　明　倪　敏
责 任 校 对	郝慧华
责 任 监 制	曹叶平　方　晨

出 版 发 行	江苏凤凰科学技术出版社
出版社地址	南京市湖南路 1 号 A 楼，邮编：210009
出版社网址	http://www.pspress.cn
印　　　刷	天津旭丰源印刷有限公司

开　　　本	718 mm × 1000 mm　1/12
印　　　张	14
插　　　页	1
版　　　次	2019年6月第1版
印　　　次	2019年6月第1次印刷

标 准 书 号	ISBN 978-7-5713-0220-7
定　　　价	45.00元

图书如有印装质量问题，可随时向我社出版科调换。

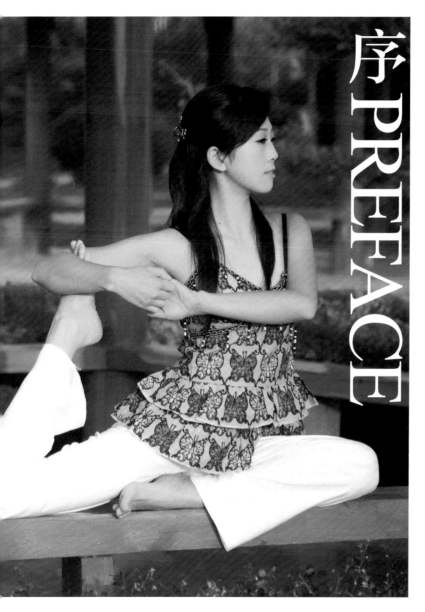

序 PREFACE

谁都想留住青春和窈窕身材，但是岁月的侵蚀和日益恶化的生态环境，让我们注定要在留住"美丽"和"健康"的这条路上倾尽所能，而对于女人来说，这段时间很长，或许是一生。

然而，我们若能充分掌握自己的身体状况，知道怎样能使自己看起来更靓丽、气色红润、身姿优美，随时让身心保持在最佳状态，这就是拥有了青春。

现代女性的工作压力丝毫不亚于男性，每天工作、生活两头忙，也该是时候静下来和自己聊聊天，特别是和自己的身体说说话了：听听她的声音，了解她的需求与状况。要知道，谁都应该是天生的美人坯子，只是有时因为太忙、太累、太爱玩，一不小心，身体的某些部位就开始发胖，新陈代谢功能停滞，身体免疫力下降。但是，只要你听懂了身体的这些"抗议"信号，并从现在起用心地通过经络排毒纤体瑜伽来呵护它、改善它，相信用不了多久，你就能惊喜地发现身体反馈给你的正能量：皮肤红润有光泽了、全身肌肤柔滑细腻了、四肢不再水肿虚胖了、腰身变得摇曳诱人了、工作效率迅速提高了、告别失眠焦虑了、身体新陈代谢加快了、不再轻易患流行性感冒了……

经络排毒纤体瑜伽是东方医学精华与瑜伽体位法的完美结合，是一种与身体的亲密对话。这种内外兼施的舒缓运动，通过独特、富

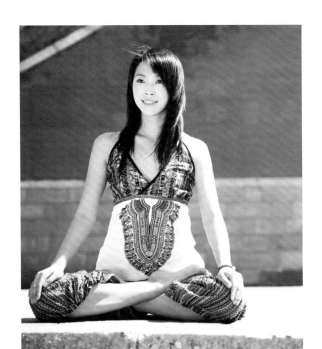

有针对性的瑜伽体位法来打通全身所有的经络和穴位，给全身以适当刺激，提高身体新陈代谢率和排毒系统的功能，以产生自然疗效，收到祛病强身、美容塑身的效果。为什么刺激穴位，能将身体的异常状态恢复为正常呢？经络排毒纤体瑜伽理论认为：经络把人体的五脏六腑、五官九窍以及皮肉筋骨等组织连成一个有机的整体。穴位及经络，对脊髓、中枢神经、自主神经，起到一种反射作用，所以，刺激经穴就可以影响到内脏，内脏功能被激活，能强化人体固有的自然治愈力和排毒功能。本书编选的瑜伽体式，通过独特的伸展、扭动、弯曲和拉伸动作，利用身体各部位间的接触、身体与地面的接触，有效地对各个穴位进行刺激，从而调整内分泌、改善淋巴循环和血液循环、促进皮肤和其他器官的新陈代谢、祛除人体内不良和有毒的囤积物、增强身体

免疫力，进而达到塑造人体完美曲线的目的。在做完瑜伽动作后，再对相关重点穴位辅以按摩，可以达到事半功倍的效果。

一提到经络和穴位，你是不是马上会联想到针灸术？这种用针和灸相结合来治病的中国古老医术，的确早已风靡全世界。但是，想利用针灸术来探索经穴，必须具备深厚的医学素养，这绝对不是一个外行人所能够轻易办到的。而经络排毒纤体瑜伽，在功效上和针灸术完全相同，所不同的是，即使是外行人，你也可以借助本书精心编排的特效瑜伽体式来达到与针灸治疗一样的瘦身、养生、美容效果。经络排毒纤体瑜伽简单安全、时尚健康。对时时刻刻都在为瘦身犯愁，却更想保全健康的你来说，还等什么呢？

书中还详细地对人体十二大经络、督脉、任脉作了"大揭秘"，采用简洁明了的图文并茂的方式，让你在"经络养生学"里快速入门。在练习每个身体部位独特纤体的体式前，还设置了最具针对性的经络及穴位按摩手法专题，让你能从内而外打通身体的"结"，排毒和瘦身双管齐下，练成永不复胖的完美体质。心动的力量远不及行动，下面让我们一起来进入学习经络排毒纤体瑜伽的神奇旅程吧！

丹丹

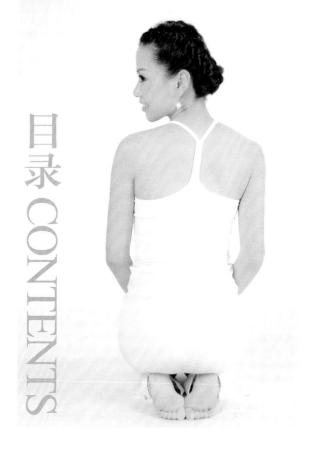

目录 CONTENTS

01 纤瘦无毒美人
经络瑜伽制造

02 学会瑜伽的呼吸和调息
是瘦身的关键

03
经络瑜伽33式
超强排毒瘦一身

04
5分钟面部排毒瑜伽
自我改造变小脸美人

05 动起来
优化六大排毒器官

06 "瑜美人"
减压排毒更健康

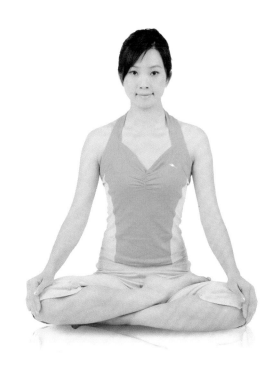

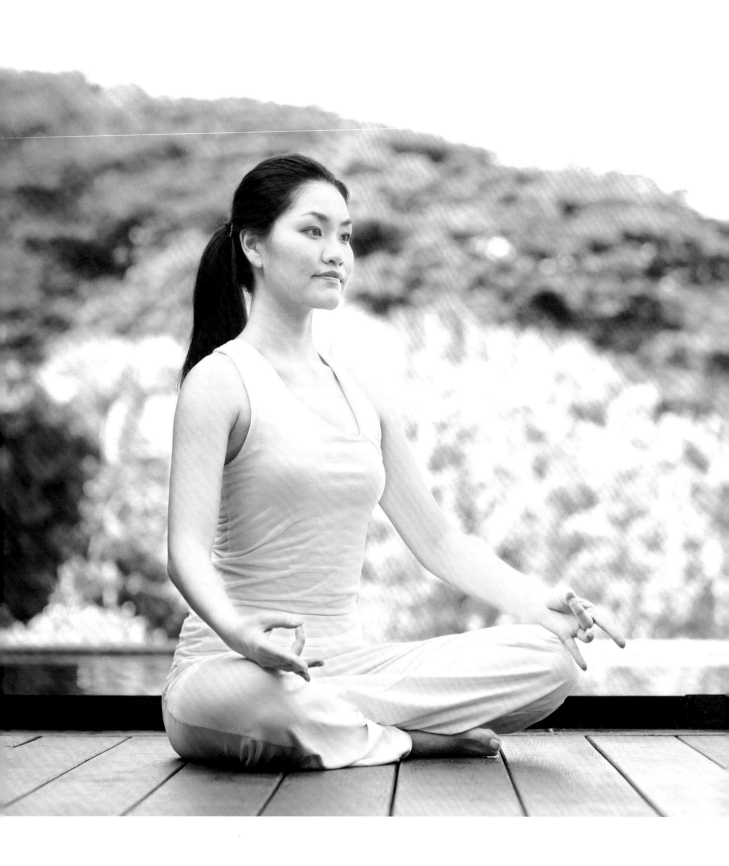

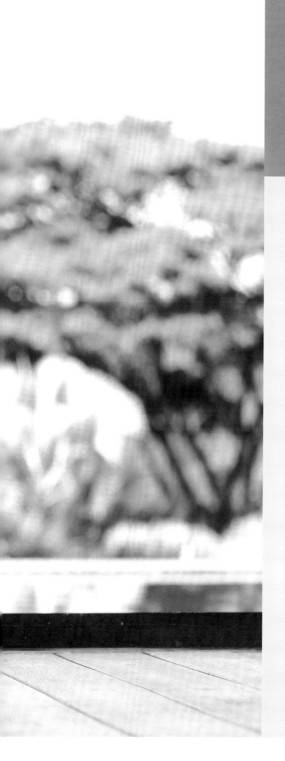

CHAPTER 01

纤瘦无毒美人
经络瑜伽制造

仔细观察过你的身体吗？

虽不是太胖，

但双臂却如蝴蝶翩飞？

虽看上去瘦弱，

但双腿却壮如象腿？

虽面如桃花，却有着水桶粗腰？

瘦身，是每个爱美女人一生的至臻追求。

随着健康养生的概念越来越风行，

"经络排毒瘦身"当仁不让地成为其中最受关注的佼佼者。

要瘦得健康，就要从内而外地乐活身心。

从现在起，让我们一起平心静气地跟随着瑜伽优美的体式，

优化身体功能、梳理阻塞的经络、

排清身体囤积的毒素、甩掉恼人的赘肉、抚平紧张情绪，

打造让人羡慕的不复胖体质。

搞清楚，
是什么让你发胖

"试遍了市面上所有的减肥方法，为什么还是瘦不下来？不论是白天还是夜晚，已经吃得够少了，体重为什么还是居高不下？脸上难缠的痘痘和枯燥暗黄的皮肤让人每一天都心情沮丧！为什么镜子里的我比实际年龄看上去衰老十几岁？"

熟悉吧，这样的独白是不是也正好说中了你的心声？无须怀疑，这些正是千千万万"毒女"们正在经历的痛苦过程。而造成这些情况的原因其实只有一个，那就是你太"毒"了！

什么是毒素？一直以来对于毒素的解释都众说纷纭，大体上毒素的概念有广义和狭义之分。从广义来说，各种对身体细胞、组织、器官有损害的物质都可以称为"毒素"。狭义地说，对人体有害的毒素主要有重金属、微生物感染、过剩的蛋白质和没有及时排出体外的宿便这四大类。简单来说，也就是来自外在环境中的细菌、病毒、压力和污染等种种对人体有害的物质，以及人体自身在进行新陈代谢中产生的、没有被人体及时排出的废物，都称为毒素。

人体每天正常进食之后都需要经过新陈代谢的作用，将食物中的营养成分利用或分解成为废物。部分吸收的养分可以帮助我们生存下去，但是在利用养分的过程中，不可避免会产生一些废物等我们不需要的代谢物，而这些代谢物过分囤积之后就会刺激细胞、组织、器官产生不良反应。这些代谢物也就是人们在生活中最常提及的毒素，这也是女人们最痛恨的"眼中钉，肉中刺"。

一旦人体的新陈代谢受到了干扰，代谢力自然是一落千丈，再加上毒素让神经系统和内脏器官功能产生障碍，引发水肿和便秘，让瘦身减肥变得比登天还难。所有人都知道，肥胖的身躯不但严重地影响外貌，让肥胖者丧失自信心，还会诱发一些相关的心理疾病。最可怕的是，肥胖更是威胁健康的第一杀手！严重肥胖者极易罹患糖尿病、脑中风、脂肪肝、高血压、高脂血症等常见的现代病。

随着世界卫生组织健康新概念"健康不仅是没有疾病，而且应该是肉体、心灵上都保持完好安宁的状态"的提出，人们越来越注重健康的完整性。在这里，我们必须认识到，除要坚持生理排毒外，也要注意排解心理毒素。生理健康和心理健康可说是孪生姐妹，而心理健康在某种程度上甚至比生理健康更为重要，消极的情绪对人身体健康的影响是多方面的，它会对人体的大脑、内脏以及其他部位产生极大的危害。举个例子，当你感觉到忧郁时，大脑功能就会因为过度抑制而诱使免疫功能失调，从而引起营养性功能紊乱，使人体虚弱早衰。性格内向、消沉、多虑的人则更容易患溃疡病、哮喘、癌症、便秘等疾病。不良情绪的淤积是心理毒素的来源，要塑造健康的身心，就必须生理、心理一起排毒，做个由内而外散发健康气息的无毒美人。

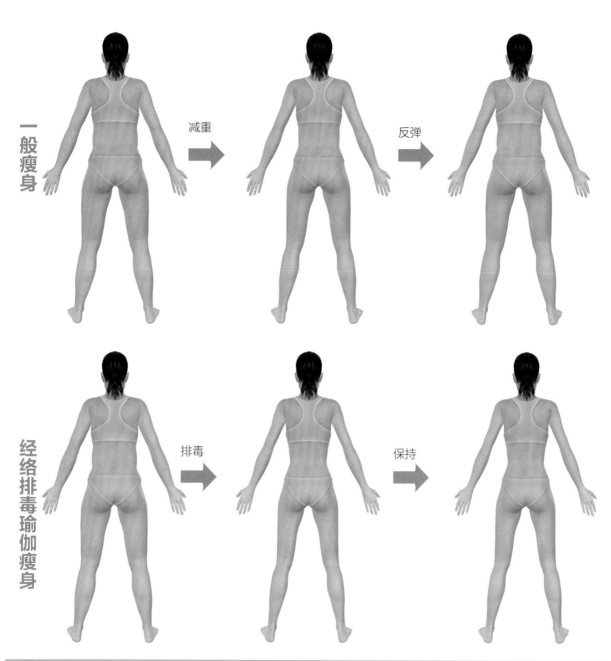

一般瘦身 VS 经络排毒瑜伽瘦身

脂肪之害

　　脂肪让人又爱又恨。没有脂肪，人类无法生存下去，过多的脂肪却让我们发胖之余还损失了健康。多余的脂肪对人体造成了坏的影响，这谁都知道，但坏在哪儿、有多坏，大多数人都说不清楚。为了让大家看清身体里的脂肪，伦敦皇家学院的贝尔博士为两名女性拍摄了核磁共振成像扫描片。在这两张照片中，左边的女性体重100千克，右边的女性体重55千克。在红色的肌肉、白色的骨骼、黑色的器官映衬下，黄色的脂肪清晰可见。

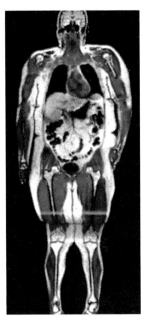 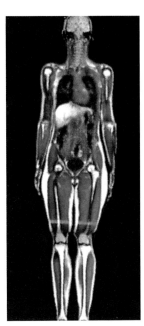

100千克　　　　　　55千克

颈部	头部和颈部周围过多的脂肪会压迫神经，引发头痛和颈椎痛。左图女性颈部两侧的黄色区域显示了厚厚的皮下脂肪，这将对她的肺及气管产生压迫，导致打鼾。
肺部	虽然两名女性的肺部大小差不多，但较重的那位呼吸会更加困难，进而影响免疫系统，甚至导致高血压。
臀部	肥胖意味着髋关节要承受更多的重量，磨损更快，更容易患关节炎。此外，脂肪过多会导致血液回流速度减缓，引发下肢静脉曲张。
心脏	内脏脂肪不只是没有活动能力的油脂块，它们产生的化学物质更可导致心脏病、糖尿病和某些癌症。左图女性的心脏明显增大，不能有效地输送血液，最终会导致呼吸急促，还可能诱发心脏衰竭。
肠胃	内脏脂肪不断分泌瘦素等激素，让新陈代谢发生改变，极易引发2型糖尿病。这些激素还能扰乱整个内分泌系统，引发多囊卵巢综合征，导致女性毛发过多、体重增加和不孕不育。
膝部	肥胖是导致膝部和手腕等承重关节部位患关节炎的重要因素，体重每增长1千克，奔跑或跳跃时产生的冲力对关节施加的压力会变成原来的10倍。
足部	体重是正常人体重2倍的人，会有习惯性的脚后跟疼痛。哈佛大学医学院研究发现，超重易使足底跖腱膜发炎，使人在走路时足跟产生刺痛感。

生活中无处不在的毒素 二

阳光、空气、水是人类生存下去的基本要件，但是过度地暴晒在太阳下，会让皮肤吸收过量的紫外线，增加罹患皮肤癌的概率。人类赖以为生的空气中，充满着尘埃、汽车排放出的废气和化工厂释放出的毒气，甚至随处可闻的二手烟每天都在伤害着我们的肺部。就连我们平时喝的水也不能幸免，不论是自来水还是办公室饮水机中的饮用水，都或多或少存在着细菌、重金属及氨气，长期饮用极可能会引发慢性中毒。

那我们每天吃的食物又如何？利益驱使下的农药残留、地沟油、人工添加剂、人工合成物，甚至人为的过度烹调等，都让我们在日常"吃"的这个动作上，虽吸收了人体所需的营养，但也在不知情和不自愿的情况下，连带着吞下了损害身体健康的有害物质。

生活中充满着各式各样的毒素，不论是环境中的毒、饮食中的毒，甚至是心灵的毒，都充斥着我们的生活，每个人都不能幸免。让这些毒素长期滞留在体内，将会对健康产生不良影响，让人很容易就会加入到"亚健康"一族当中去。

经络美人

对于"排毒"中所谓的"毒素"，中医上作何理解？

在中医理论中，人体致病的因素主要有内外两种：外因是六淫邪气，意为自然界的六种常规气候变化——风、寒、暑、湿、燥、火，它们出现异常时，就对人体造成影响，例如患风寒感冒等；内因则为内伤七情，意为人们内心喜、怒、忧、思、悲、恐、惊这七种情志变化，其通常对人体没有损害，但当突然、强烈或长期持续的情志刺激超过了人体本身的正常生理活动范围，就使人体气机紊乱、脏腑阴阳气血失调，导致疾病发生。所谓"毒素"，归根结底就是这些内外因素引起的身体循环不畅的问题。

毒素匿藏在哪儿？

通过人体正常的血液循环过程，大量外在、内在的毒素被大面积地运送到身体的每个部位，部分毒素囤积在内脏，有些则囤积在身体脂肪内。

外在毒素：从空气、水、食物中摄取到的毒素	内在毒素：人体自身制造出的毒素
有害金属：大型鱼类及填补牙齿的物质中所含的水银，生活中排出的一切废气和来自水中的铅或铬，残留农药中的大量有害物质。 化学物质：化工厂、垃圾处理厂、废弃设备排放出的毒气，建筑材料或油漆涂料中含有的乙醛等化学物质。	过氧化物：紫外线照射、吸烟、过度运动所产生的活性氧，会让脂肪体和水分转化为过氧化物，从而导致体内产生连锁的氧化反应。 精神压力：工作上高度的精神紧张和不正常的心理变化，会让交感神经作用变得剧烈，导致体内血液循环变差，大脑功能过分压抑，产生大量忧郁情绪。

三 了解身体的六大排毒器官

　　我们的身体架构蕴涵着无比神奇的魔法，从一出生，每一个器官就听话地开始了它的本分工作，有条不紊、兢兢业业。所谓"知己知彼，百战不殆"，从现在开始，让我们彻底并认真地了解身体的六大排毒器官，在生活的每个细节中更好地去呵护它们、保护它们、优化它们。只有在平日里就做好优质的保养工作，才能让你的人生赢尽美丽、永葆健康。

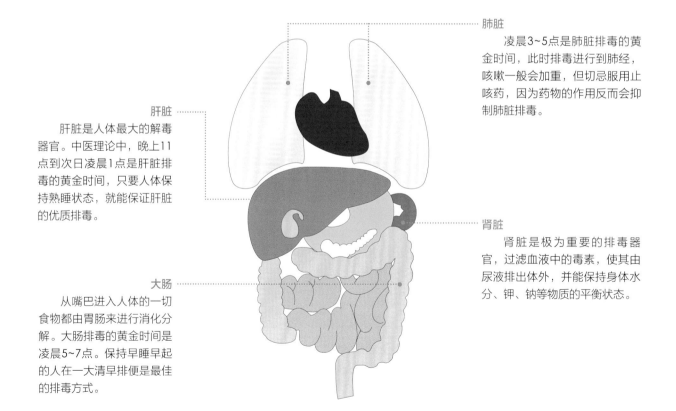

肺脏

　　凌晨3~5点是肺脏排毒的黄金时间，此时排毒进行到肺经，咳嗽一般会加重，但切忌服用止咳药，因为药物的作用反而会抑制肺脏排毒。

肝脏

　　肝脏是人体最大的解毒器官。中医理论中，晚上11点到次日凌晨1点是肝脏排毒的黄金时间，只要人体保持熟睡状态，就能保证肝脏的优质排毒。

肾脏

　　肾脏是极为重要的排毒器官，过滤血液中的毒素，使其由尿液排出体外，并能保持身体水分、钾、钠等物质的平衡状态。

大肠

　　从嘴巴进入人体的一切食物都由胃肠来进行消化分解。大肠排毒的黄金时间是凌晨5~7点。保持早睡早起的人在一大清早排便是最佳的排毒方式。

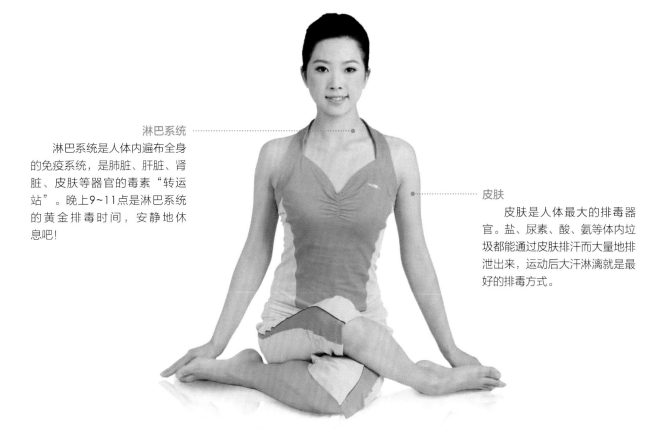

淋巴系统 ·····················

　　淋巴系统是人体内遍布全身的免疫系统，是肺脏、肝脏、肾脏、皮肤等器官的毒素"转运站"。晚上9~11点是淋巴系统的黄金排毒时间，安静地休息吧！

····················· **皮肤**

　　皮肤是人体最大的排毒器官。盐、尿素、酸、氨等体内垃圾都能通过皮肤排汗而大量地排泄出来，运动后大汗淋漓就是最好的排毒方式。

六大排毒器官示意图

经络美人

保护身体的自愈能力，调节身体的循环排毒机制

　　身体拥有强大的自愈能力，但是现代人不正常的生活习惯往往在损耗这种上天的恩赐。要维护和激发身体的自愈力，调节身体自带的排毒能力，请循序渐进地做到以下几点：

　　第一，要按照自然规律生活，按时起居，休息就是"养脏器"，譬如肝、胆是在深夜子丑时开始运作的，如果这个时候不睡觉，它们将无法好好工作、排毒，第二天你就会精神萎靡、工作效率低下。

　　第二，饮食要有节制，吃每种食物都想想它跟你身体的关系，比如高血脂、高血压的人，就多吃有利于血液循环的食物；仔细"聆听"身体的需要，比如你这段时间特别想吃苹果或芹菜，那可能就是你的身体需要补充膳食纤维、维生素的信号。

　　第三，运动也要选适合自己体质的，比如说体寒的人更适合跑步，瑜伽、散步和骑自行车是适合多数人的运动方式。

　　第四，控制心情，学会调节情绪，"不以物喜，不以己悲"，这是非常重要的。

四 为什么瑜伽能排毒瘦身

瑜伽，是古老神秘却又时尚风靡的流行词汇。不论是皇家贵族还是平民百姓，都在练习瑜伽后，臣服于它的智慧与优雅。无须怀疑瑜伽的瘦身排毒功效，它是来自六千年前的古老智慧，在历史长河中一路发展而来，蕴藏着激活身心的神秘力量。

随着社会的发展、科技的进步，罹患各种疑难杂症的人日益增多，现代人比任何一个时期都更关注自己的身体。医学家研究发现，诱发无数恶性病变和肥胖的元凶，就是隐藏在体内无法排除的致命毒素。无处不在的毒素潜伏在身体的各个组织器官中，而人类越发严重的"剧毒"生活习惯，往往使自身的排毒器官超负荷工作，最终导致身体大范围地"瘫痪"。

瑜伽特有的呼吸法、体位法，让人们在优雅舒适的瑜伽动作中，恰到好处地刺激身体器官、加强体内新陈代谢、舒活全身的肌肉筋骨、梳理五脏六腑、打通奇经八脉，在体内气血运行顺畅之后，使身体多余的脂肪快速燃烧，让毒素顺畅地排出体外。

修炼瑜伽是一种永葆年轻健康的生活方式，它无须大费金钱，却是你永远的挚交密友。生活在钢筋水泥的森林里，携手瑜伽，唤回最原始的神秘力量、绝美轻盈的体态、充满活力的健康身心，这一切并不是只有求助医生才能得到。

瑜伽排毒，享受健康瘦身

市面上有琳琅满目的减肥方法，例如节食、抽脂、服用减肥药，这些方法虽然能在短时间内达到减轻体重的效果，但是相对地，因为减掉的往往只是水分，复胖的速度也快得惊人。有些人的体重在减轻了几千克后又快速地反弹回升，并且一直处于这种反复减重、复胖的恶性循环中，学术上称之为"溜溜球效应"（yo-yo effect）。反观瑜伽，瑜伽排毒瘦身法是一种清洁减肥法和新陈代谢减肥法。研究发现，只要把体内的毒素清理干净，身体就能轻而易举地减轻1~2千克。瑜伽排毒减肥不仅是把体内的毒素排出体外，也使毒素不易大量堆积，良好的新陈代谢也让脂肪燃烧更为容易和充分。瑜伽排毒瘦身法能从源头上让身体健康地瘦下来，并且依靠循序渐进养成的良好瑜伽习惯，配合合理饮食，最终养成易瘦不复胖的完美体质。

刺激淋巴，肌肤全面排毒

熬夜上火、焦躁烦闷、饮食无规律、内分泌失调、便秘……于是你体内的毒素越积越多，种种肌肤问题，诸如干燥、松弛、长痘、长色斑等统统不请自来。如何扫清这些妨碍你美丽的"拦路虎"？身体排毒是关键。

如何排毒？经络排毒瑜伽是最好的选择。它能通过不同的体式充分刺激人体颈部、腋下和大腿根部的淋巴，全面唤醒和提升人体淋巴排毒的功效。体内余毒尽扫，肌肤自然恢复洁净光泽。

活血消肿，促进新陈代谢

血液循环不良会使肤色变暗，使肌肤失去润泽感。肌肤皮脂分泌不足、锁水功能下降及微血管循环不良等，都易导致肌肤出现皱纹。如果新陈代谢出现问题，老化的角质和皮脂就会阻塞毛孔，经氧化而形成痤疮。如果眼部周围血液循环不佳，极易出现黑眼圈。下眼睑皮脂肥厚、身体聚集多余的水分会导致眼袋的出现。新陈代谢低下会造成黑色素沉着在皮肤上，形成色斑。

所以，每一种肌肤问题都与新陈代谢率缓慢有关。新陈代谢缓慢必然导致血液循环不畅、体内水分无法及时排出，于是各种各样的肌肤问题便会出现。由此可见，除了排毒，重拾青春的第二秘诀就是促进新陈代谢。

经络排毒纤体瑜伽的每一个动作都是由内向外推展的，因此能够加强体内血液循环、促进人体新陈代谢、提高身体血液的含氧量，使身体充满活力和能量、心灵平静，从而让你整个人散发出和悦、从容的气质，变得更加美丽动人。

🌸 唤醒腺体，美丽后天养成

人的各种组织器官可以产生200多种激素，这些激素分泌得旺盛与否，将直接影响我们的精神面貌和气色，所以，调节好内分泌，美丽其实是可以后天培养的。

人体激素的获得主要靠自身七大腺体分泌：松果体分泌的激素可以延缓衰老，帮助睡眠；脑垂体分泌的激素可以调节内分泌，使血液循环更加顺畅，它分泌的催乳素还能丰胸；颈部的甲状腺和副甲状腺起着控制身体新陈代谢的作用，能调节体内钙和磷的代谢，调养肌肤、保养骨骼；胸腺能增强人体免疫功能，保护容颜；肾上腺能刺激汗腺，帮助肌肤通过汗液排除毒素，使肌肤保持健康；胰腺能分泌一种有助于消化的激素——胰岛素，正常分泌胰岛素能调节血糖，预防肥胖；性腺能分泌性激素，对女性而言，雌性激素的正常分泌能起到美容养颜的作用。

那么，想要修颜美容，不妨试试刺激一下这七大腺体。经络排毒纤体瑜伽中有很多关于锻炼头部、胸部、腰腹的动作，这些动作能充分作用于上述七大腺体的所在区域。有针对性地刺激这些腺体分泌腺素，通过调动和激发人体潜在能量，从而进一步排毒养颜、调整内分泌，重塑青春美丽容颜。

经络美人

神奇的瘦身中医术——刮痧

刮痧，作为当今广受减肥一族青睐的古老中医术，已被广泛地用于美体及美容领域，其主要的特点是疗效显著，副作用小。刮痧对于人体，主要可以起到以下三方面的作用：

❶ 促进代谢，排出毒素：人体每天都在不停地进行着新陈代谢的活动，代谢过程中产生的废物要及时排泄出去。刮痧能够及时地将体内代谢的废物刮拭到体表，使体内的血流畅通，恢复自然的代谢活力。

❷ 舒筋通络：现在有越来越多的人受到颈椎病、肩周炎的困扰。这是因为人体的软组织（关节囊、韧带、筋膜）受损伤时，肌肉会处于紧张、收缩，甚至痉挛状态，出现疼痛的症状。若不及时治疗，就会形成不同程度的粘连、纤维化或瘢痕化，从而加重病情。刮痧能够舒筋通络，消除疼痛病灶，解除肌肉紧张，在明显减轻疼痛症状的同时，也有利于病灶的恢复。

❸ 调整阴阳："阴平阳秘，精神乃治。"中医十分强调机体阴阳关系的平衡，刮痧对人体功能有双向调节作用，可以改善和调节脏腑功能，使其恢复平衡。

五 | 经络与瑜伽，
东方医学和印度瑜伽学的完美结合

　　经络是经脉和络脉的总称。"经"有路径的含义，是"主干"；"络"有网络的含义，为经脉所划分出的"小支"。《黄帝内经》中称，人体之中，有所谓的气或血之能量在流通，而其所流经的通道即为经络。经络本身的活动功能被称为"经气"，表现在经络的反应和传导上。经络纵横交错分布于全身，具有内络脏腑、外络肢体关节、沟通上下表里内外、运行气血、滋养全身的功能。经络瑜伽，是东方医学精华和印度瑜伽学的智慧结晶，让美丽与健康同行的经络养生学。

　　气、血、津液主要通过经络遍布全身，以发挥其营养、润泽等功效。经络把全身各组织器官联结成不可分割的有机整体。经络与身体各脏腑部位有着密切的关系，若刺激到某脏腑经络上的穴位，即可温和地刺激该脏腑。也就是说，只要刺激和按压皮肤表面，就可安全有效地传导到该脏腑，从而促进脏腑的新陈代谢、加强身体功能和循环功能。以现代医学来解释穴位与经络，可以简单地理解为：其对脊柱、中枢神经、自主神经可起到一种反射作用，从而促进内脏功能、循环系统、激素分泌状态变化，从刺激身体表面而引发人体固有的自然治愈能力。

　　瑜伽经络体位法是瑜伽修行者的一种特有健身法和养生法，以宗教为背景，糅合了哲学思想和肉体的锻炼，能祛除人体内不良和有毒的物质。经络瑜伽的特点在于它能够完全控制肉体，使人体得到最纯粹的清洁和净化，让生命逐步达至一种与天地相交融、相契应的完美关系。经络排毒瑜伽和普通的健身操或运动，在养生的效果和感觉上有着极大的差异，经络排毒瑜伽在按压全身所有经络从而排清身体毒素的同时，更强调精神上的"排毒"与减压，提倡一种真正健康的生活理念和精神上最大的舒适感。

经络美人

平衡你的能量中枢

❶ 把意念依次集中在不同的能量中枢上，这种高度集中的练习可以帮助人体平衡自身的能量中枢。当你的意念集中在某一处能量中枢时，脑海会自然而然地浮现出该能量中枢的颜色以及这种颜色散发光彩的图像。

❷ 当你感觉到自己身体的能量有点失调的时候，请注意感受一下身体的语言，确定哪个中枢需要能量的补充，然后把意念集中在此中枢上，进行能量的补充与恢复。

❸ 定期活动一下脊柱部位，如果是下部中枢感觉到慵懒，就活动肩盆；倘若是中部的能量中枢（见P19黄色部分）感觉到懒散，就要进行把气吸进肺脏底部的深呼吸；上部中枢（见P19紫色部分）若感到不适，请做肩颈练习；如果是头部感到晕眩，可在脑海中想象金灿灿的阳光自头部照耀全身的情景，然后双手掌反复对搓，直到感觉发热时用双手捂住双眼，以关闭能量中枢，避免外界任何有害能量入侵。

位置：头顶
代表色：紫色
影响区域：脑部的松果体
能量不足可能导致：压力过大，
出现心理疾病

位置：咽喉
代表色：天蓝色
影响区域：咽喉、甲状腺、肺部
能量不足可能导致：一系列咽喉
病症，与外界沟通出现问题

位置：胸部中央
代表色：绿色
影响区域：心脏，全身血液
循环
能量不足可能导致：心脏和
免疫力出现问题，感情变得
冷淡

位置：肚脐（腹部神经丛）
代表色：黄色
影响区域：消化系统
能量不足可能导致：代谢力
下降，经常出现易怒情绪

位置：生殖器部位
代表色：橘黄色
影响区域：生长发育、生育
能量不足可能导致：情绪波
动较大，与性有关的问题

位置：前额中央
代表色：靛青色
影响区域：脑下垂体，神经系统
能量不足可能导致：眼睛和鼻窦方面出现功能性问题

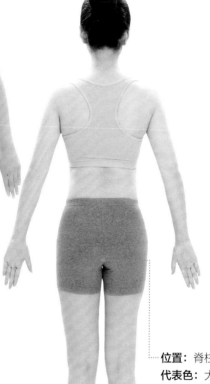

位置：脊柱底部（肛门）
代表色：大红色
影响区域：排泄能力、身
体修复力
能量不足可能导致：身体
功能下降，偏执、贪婪、
物质欲过度旺盛

身体能量中枢所在区域的示意图

六 | 美人须知，人体经络大解密

两千多年前，中国诞生了第一部医学巨著——《黄帝内经》，在这部典籍中，一个重要的概念贯穿于全书，那就是经络。

经络作为运行气血的通道，以十二经脉为主。其"内属于府藏，外络于支节"，将人体内外连贯起来，使之成为一个有机的整体。

十二经别是十二经脉在胸、腹及头部的内行支脉，沟通脏腑，加强表里经的联系。

十五络脉是十二经脉在四肢部以及躯干前、后、侧三部的外行支脉，起沟通表里和渗灌气血的作用。

奇经八脉是具有特殊作用的经脉，对其余经络起统率、联络和调节气血盛衰的作用。

此外，在经络的外部筋肉也受经络支配分为十二经筋，皮部也按经络的分布分为十二皮部。

🌸 手太阴肺经

中府穴：胸骨旁开6寸（脾肺之气汇集的地方），兼治脾肺两脏之病。

天府穴：横膈膜下3寸。肺开窍于鼻，能够防治过敏性鼻炎。

尺泽穴：肘横纹肱二头肌桡侧凹陷处，是用以清肺的穴位。

孔最穴：腕横纹上7寸。穴位较深，是个会聚的穴位，主管所有毛孔。

列缺穴：桡骨茎突上方，腕横纹上1.5寸。治疗感冒咳嗽、颈椎病、偏头痛，外感风寒引起的头痛。

经渠穴：桡骨茎突内侧，腕横纹上1寸。治疗咳嗽的要穴（主肺热）。

太渊穴：很深。位于腕前，桡骨茎突与舟状骨之间，是肺经的原穴，补气的效果极好，是大补穴。脉的会穴还可治静脉曲张和心血管疾病。

鱼际穴：治疗热性病，如咽喉肿痛、扁桃体炎。

少商穴：大拇指末端桡侧。治疗咽喉痛（外感风寒或虚火上升）的要穴，刺出血来效果最好。

总结：手太阴肺经主治呼吸系统疾病，例如各种急慢性气管炎、支气管炎。

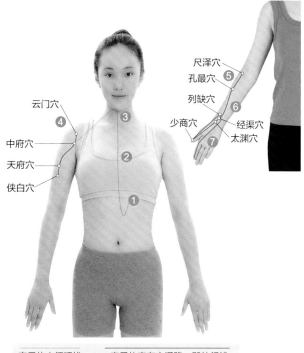

云门穴 ④
中府穴
天府穴
侠白穴
③
②
①

尺泽穴 ⑤
孔最穴
列缺穴 ⑥
少商穴
经渠穴
太渊穴 ⑦

| 表示体内循环线 | 表示体表有穴通路，即外行线（实际在体内深处，并不可见） |

❶ 起于中焦，向下联络大肠，回过来沿着胃上口沿伸。
❷ 穿过膈肌，属于肺脏。
❸ 从肺系（气管、喉咙部）横出腋下（中府穴、云门穴）。
❹ 下循上臂内侧，行于手少阴、手厥阴经（天府穴、侠白穴）之前。
❺ 下过肘中（尺泽穴），沿前臂内侧桡骨边缘（孔最穴）循行。
❻ 进入寸口，至桡动脉搏动处（经渠穴、太渊穴），上行至大鱼际部，沿其边缘，出于大拇指末端（少商穴）。
❼ 胸部支脉：从手腕后（列缺穴）走向食指内侧（桡骨），出于其末端，接手阳明大肠经。

🌿 手阳明大肠经

商阳穴：食指指甲角0.1寸，用指甲掐捏，可缓解便秘。

合谷穴：为强壮穴，可以止痛，如面部疼痛、牙痛等。

温溜穴：人体的阳气聚集于此。寒凉时在此艾灸补阳，燥热时刮痧泻火。

曲池穴：屈时，位于肘横纹头与肱骨外上髁连线中点。此穴是大肠经的合穴（合穴主脏腑，治腹部疾病），很多皮肤病都和大肠有关系，曲池穴还是个极好的排毒穴位。

肩髃穴：把手臂伸平后，肩峰前下方有个窝，此窝即是。肩髃穴容易受风寒，久之诱发肩周炎。

迎香穴：此穴可治鼻炎（闻不到气味）、鼻出血。

总结：主治感冒、支气管炎、发热、头痛和其他头面部疾病，例如面神经炎、面瘫、耳鸣、耳聋；还能治疗神经性皮炎、经脉所过的关节活动障碍。

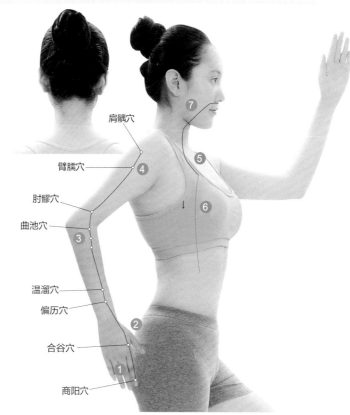

❶ 起于食指末端（商阳穴），沿食指桡侧，出第一、第二掌骨之间（合谷穴）。
❷ 进入两筋之间（阳溪穴），沿前臂桡侧（偏历穴、温溜穴、下廉穴、上廉穴、手三里穴）循行。
❸ 进入手肘外侧（曲池穴、肘髎穴），经上臂外侧前端（手五里穴、臂臑穴）。
❹ 至上肩，出肩峰前缘（肩髃穴、巨骨穴），向上交会于颈部（会大椎穴）。
❺ 下入缺盆部（锁骨上窝）。
❻ 络于肺部，通过横膈，属于大肠。
❼ 颈部支脉：由缺盆部上行至颈旁（天鼎穴、扶突穴），通过面颊进入下齿槽，出于夹口旁，交会于人中部。通过面颊，上夹鼻孔旁（口禾髎穴、迎香穴），接足阳明胃经。

足阳明胃经

四白穴：治疗眼袋、黑眼圈，是给眼睛供血的穴位。

天枢穴：在肚脐旁边2寸处。可改善大肠功能，治疗慢性结肠炎、便秘、腹泻。

梁丘穴：在髌底上2寸处。可治急性胃痛、急性乳腺炎。

足三里穴：外膝眼下3寸，距胫骨前缘一横指处，是强壮穴及长寿穴。治疗慢性胃痛，增强人体免疫力，补虚养血。

上巨虚穴：足三里穴往下3寸，可治疗大肠疾病。

下巨虚穴：上巨虚穴下3寸，可治疗小肠疾病、小腹痛。

丰隆穴：下巨虚穴旁边，外踝尖上8寸，旁开二横指。可降血脂，是一个化痰穴。

❶ 始于鼻旁的迎香穴。

❷ 交会于鼻根中部，旁边会太阳经（会睛明穴）。

❸ 向下沿着鼻外侧（承泣穴、四白穴），进入上齿槽中，回出来夹口旁（地仓穴），环绕口齿（会人中），向下交会于颏唇沟（会承浆穴）。

❹ 退回来沿下颌出面动脉部（大迎穴），再沿下颌角上至耳前，沿发际至额颅中部（会神庭穴）。

❺ 从大迎前向下，经颈动脉部（人迎穴），沿喉咙。

❻ 进入缺盆（锁骨上窝处）。

❼ 通过膈肌，属于胃，络于脾。

❽ 从锁骨上窝向下，经过乳中，向下夹脐两边，进入气街（腹股沟动脉的气冲穴）。

❾ 从胃口向下，沿腹里循行。

❿ 至腹股沟动脉部与前外行者会合，由此下行至髋关节前，至股四头肌隆起处，向下膝髌中沿伸。

⓫ 沿胫骨外侧（足三里穴、上巨虚穴、条口穴、下巨虚穴），下行至足背，进入中趾内侧趾缝，出次趾末端。

⓬ 从膝下3寸处（足三里穴）分出（丰隆穴），向下进入中趾外侧趾缝，出中趾末端。

⓭ 从足背部分出，进入大趾趾缝间，出大趾末端，接足太阴脾经。

总结：可治疗胃肠疾病，如腹泻、胃下垂、胃痛、胃胀和头面疾患，如头痛、眼痛、牙痛、面神经麻痹；还适用于白细胞减少症、中风偏瘫后遗症。

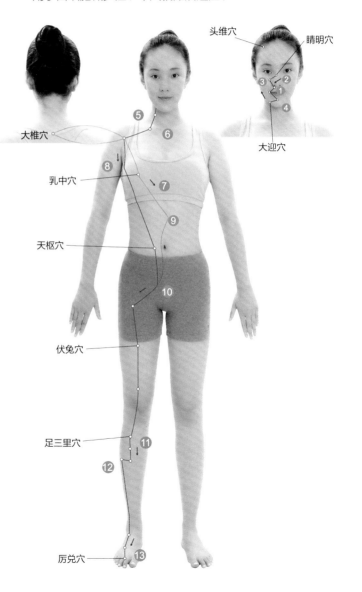

头维穴　睛明穴
大椎穴
大迎穴
乳中穴
天枢穴
伏兔穴
足三里穴
厉兑穴

🌾 足太阴脾经

隐白穴： 主治鼻出血、月经过多，艾灸即可止血。

太白穴： 足内侧，足大趾本节前下方，赤白肉际凹陷处，是通过脾来补肺的穴。

公孙穴： 第1跖骨基底部的前下方。为重要穴位，连心脏，可促进肠蠕动，对治疗消化不良、胸部憋闷、过度饮食效果明显。

三阴交穴： 小腿内侧，足内踝尖上3寸，胫骨内侧缘后方。可治腹泻、腹胀。

血海穴： 掌心放于膝盖上，拇指的位置为敏感点，气血聚集于此。可治血症，如出血、贫血、血淤症。

总结： 可治疗消化系统疾病，如消化不良、便秘、痢疾，还可治疗妇科病，如痛经、闭经、附件炎、盆腔炎；还对周身不明原因的疼痛、关节炎有疗效。

① 始于大趾末端，沿大趾内侧赤白肉际（大都穴），经核骨。

② 上向内脚踝前边（商丘穴）。

③ 上小腿内侧，沿胫骨后（三阴交穴、漏谷穴），交出足厥阴肝经之前。

④ 上膝骨内侧前边。

⑤ 进入腹部（冲门穴、府舍穴、腹结穴、大横穴，会中极穴、关元穴）。

⑥ 属于脾，络于肺。

⑦ 通过膈肌，夹于食管旁。

⑧ 连舌根，散布舌下。

⑨ 从胃部分出，上过膈肌，流注心中，接手少阴心经。

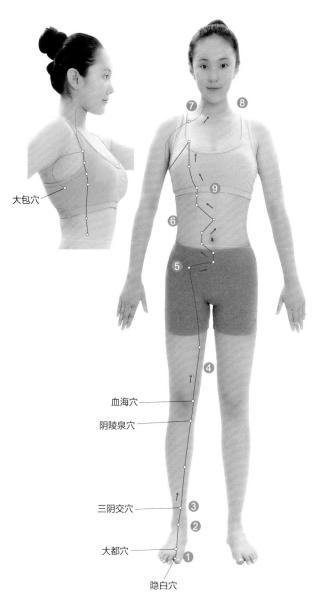

大包穴
血海穴
阴陵泉穴
三阴交穴
大都穴
隐白穴

🌿 手少阴心经

极泉穴：在腋窝顶点正中处。可由此穴探查是否有心血管疾病，并可预防心血管早期的疾病。

方法穴：用拇指点按极泉穴，然后拨动一下小筋，有电麻感代表血管畅通，痛而不麻表示血管有淤阻，不痛不麻表示供血不足。

少海穴：屈肘，肘横纹内侧端与肱骨内上髁连线中点，是心经的合穴，对心脏功能的调节极佳；可减缓心律、降低血压。

灵道：前臂掌侧，尺侧腕屈肌腱的桡侧，腕横纹上1.5寸。贴着骨头揉，可防治心脏早搏、心动过速、心烦上火、慢性心脏病，可减缓心律、安定心神，对患有慢性心脏病的人极为重要。

阴郄穴：前臂掌侧，尺侧腕屈肌腱的桡侧，腕横纹上0.5寸。可治疗手脚心发热、出汗。

神门穴：于尺侧腕屈肌腱的桡侧凹陷处，穴位较深。用拇指指节揉捏，即可安定心神、提高睡眠质量。

少府穴：在感情线上攥拳，小指指尖对的地方即是，少府穴是心经的火穴，可直接调节心脏功能。

少冲穴：小指内侧指甲旁。可治疗发热、癫狂、昏厥症，并有开窍醒神的功效，能放血、祛热。

总结：可治疗心血管疾病，如冠心病、心绞痛，亦可治神经及精神系统疾病，如失眠、健忘、神经衰弱；还可治疗经脉所过的肌肉痛。

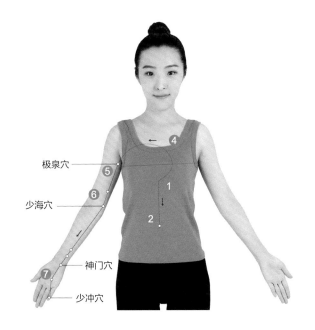

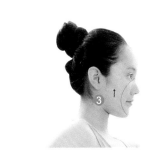

❶ 由心脏开始，属于心系。

❷ 下过膈肌，络于小肠。

❸ 从心系向上，挟食管旁，联结于眼睛与脑相连的系带（目系）。

❹ 从心脏系带上行至肺，向下出于腋下（极泉穴）。

❺ 沿上臂内侧后缘，走手太阴经、手厥阴经之后。

❻ 下向肘内，沿前臂内侧后缘循行。

❼ 至掌后豌豆骨部，进入掌内后边（少府穴），沿小指的桡侧出于末端（少冲穴），接手太阳小肠经。

手太阳小肠经

少泽穴： 此穴可治疗热证，通常以刺血方法治疗咽喉痛、发热、牙肿。不适宜按摩。

后溪穴： 找到掌纹末端凹陷处，往上推，推到骨缝。此穴位深，是八脉交会的大穴。一可治疗后背督脉上的病，二可治疗落枕、肩膀疼痛。

养老穴： 前臂背面尺侧，尺骨小头近端桡侧凹陷处。可治疗眼睛昏花、耳聋、耳鸣、高血压。

支正穴： 阳谷穴与小海穴的连线上，腕背横纹上5寸，是小肠经通到心脏的穴位，具有治疗扁平疣、脂肪瘤的特殊功效。

小海穴： 尺骨鹰嘴与肱骨内上髁之间凹陷处，用手指一弹敲即会麻。常拨动小海穴能增强心脏力量和消化功能。

天宗穴： 小海穴往上，在后背肩胛骨冈下窝中央凹陷处。天宗穴是个大穴，可防治乳腺问题，还可治疗肩痛、心血管及肺部疾病，缓解肩膀酸痛。

听宫穴： 耳屏前1厘米，下颌骨髁状的后方，张口时的凹陷处。可治疗耳部疾病，如耳聋、耳鸣及听力下降。

❶ 始于小指外侧末端（少泽穴），沿手掌尺侧（前谷穴、后溪穴），上行至腕部。

❷ 出尺骨小头部（养老穴），沿尺骨下边（支正穴）直上。

❸ 出于肘内侧，在肱骨内上髁和尺骨鹰嘴之间，沿臂外后廉向上。

❹ 出肩关节部，绕肩胛，交会于肩上。

❺ 进入缺盆（锁骨上窝），络于心，沿食管，通过膈肌到胃部，属于小肠。

❻ 颈部支脉：从盆缺上行沿颈旁（天窗穴、天容穴），上向面颊，至外眼角，弯曲向后，进入耳中（听宫穴）。

❼ 两颊面支脉：从面颊部分出，上向颧骨，靠耳旁内眼角（睛明穴），接足太阳膀胱经。

总结： 可治疗五官疾病，如中耳炎、眼痛、头痛、扁桃体炎、失眠、落枕、肩痛和腰扭伤。

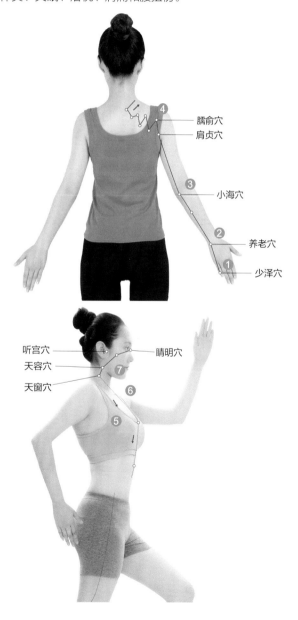

❀ 足太阳膀胱经

睛明穴： 使眼睛明亮，消除眼疲劳。位于眼内角的外上方凹陷处，鼻根与眼角的中间点。此穴不仅能通络明目，还能治疗腰部、膀胱的疾病。

肺俞穴、厥阴俞穴、心俞穴： 用点按，哪个穴位敏感就多刺激哪个穴位。按摩、拔罐、针灸、刮痧均可。

厥阴俞： 治疗胸闷，预防心肌梗死、冠心病。

肾俞穴： 位于第2腰椎棘突下，是治疗腰痛的要穴，对腰膝酸软、肢体浮肿、月经不调等有疗效。

委中穴： 腘横纹中点。"腰背委中求"，其能治疗腰背酸痛、腰肌劳损，还是排毒的出口，可用刺血疗法排出毒素。

承山穴： 足上提时，腿肚子出现的尖角凹陷处。可治疗腰腿痛、痔疾。

飞扬穴： 小腿后面，外踝后昆仑穴直上7寸，承山穴外下方1寸处。治疗慢性腰痛。

昆仑穴： 经常拨动可以降低血压，增强大肠的蠕动，辅助治疗便秘，对治疗腰痛也有很好的效果。

申脉穴： 外踝直下方凹陷处。治疗腰痛效果显著。

金门穴： 治疗急性腰扭伤和急性头痛的要穴。

至阴穴： 小脚趾外侧指甲旁。艾灸可治胎位不正。

总结： 是最大的排毒通道。

① 始于内眼角（睛明穴），上行额部，交会于头顶。

② 头顶部支脉：从头顶分出到耳上方。

③ 直行主干：从头顶入内络于脑（络却穴、玉枕穴；会脑户穴、风府穴），复出顶部分开下行。

④ 一直沿肩胛内侧，夹脊柱旁，到达腰中，进入脊柱旁肌肉处。

⑤ 络于肾，属于膀胱。

⑥ 一支从腰中分出，夹脊柱旁，通过臀部，进入腘窝中。

⑦ 背部另一支脉：从肩胛内侧分别下行，通过肩胛。

⑧ 经过髋关节（会环跳穴），沿大腿外侧后下行，会合于腘窝中（委中穴）。

⑨ 向下通过腓肠肌部，出于外脚踝后方。

⑩ 沿第五趾骨粗隆，至小趾外侧，下接足少阴肾经。

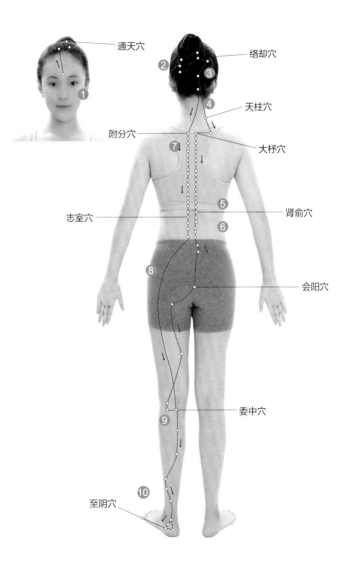

🌿 足少阴肾经

涌泉穴： 于脚底前掌前1/3凹陷处，每晚按摩100次可引血下行，调节高血压、失眠、头痛、头晕、咽喉肿痛等。

① 按摩时无弹性，体质虚寒的人可用艾灸的方法。

② 肾火旺、肾阴不足者，可多揉涌泉穴。

太溪穴： 脚内踝后，内踝尖与跟腱之间的凹陷处，是肾经的原穴，补肾的大穴，起着向外输送经脉气血、滋阴补肾的作用。

大钟穴： 太溪穴下面，肾经的络穴。可治疗慢性疾病、咽喉痛、失音，本脏以外循经走向联络到的其他经上的问题都可治疗。

复溜穴： 小腿内侧，太溪穴直上2寸，跟腱的前方。可贴着跟腱去按，能治疗淤血症，要预防静脉曲张，一定要多按摩复溜穴，能治疗腹泻、腹胀、腿肿。

阴谷穴： 腘窝内侧，屈膝时当半腱肌腱与半膜肌腱之间，是肾经合穴。能治脏腑及肾经的主要疾病，通膀胱，女性阴道瘙痒、不孕症以及男性阴囊湿疹均可治疗。

俞府穴： 前正中线旁开3指处。可调动肾经的气血。

❶ 从足小趾下边开始。

❷ 斜向脚底心（涌泉穴），出于舟骨粗隆下（然谷穴、照海穴、水泉穴），沿内脚踝之后（太溪穴），分支进入脚跟中。

❸ 上向小腿内，出腘窝内侧，上大腿内后侧。

❹ 通过脊柱，络于肾，属于膀胱。

❺ 上行主干：从肾向上，通过肝、膈，进入肺中。

❻ 沿着喉咙，夹舌根旁。

❼ 肺部支脉：出于肺部，络于心，流注于胸中，接手厥阴心包经。

总结： 肾为先天之本，肾主骨，可治疗人体骨骼方面的疾病。肾开窍于耳，肾之府为腰。

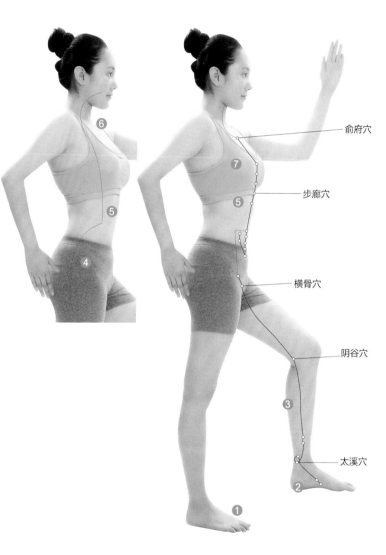

手厥阴心包经

天泉穴： 于腋前横纹头下2寸处。可治疗胸痛、心悸、臂痛等。

曲泽穴： 在肘横纹肱二头肌腱的尺侧缘。可治疗很多心血管方面的疾病，调节心腔血液供应。

郄门穴： 曲泽穴与大陵穴连线上，腕横纹上5寸处，是急救穴，可治疗突发性的心绞痛。

内关穴： 可治疗因心理压力大引起的失眠等症状，还能调节心率。

大陵穴： 处于腕横纹的中点处。可治疗因压力引起的头痛。

劳宫穴： 握拳屈指时，中指指尖下。劳宫穴是一个大补穴，揉这个穴可使心情放松。

中冲穴： 于中指末节尖端，是泄心火的要穴，可治口疮。

总结： 手厥阴心包经始于天池穴，终于中冲穴，由胸走手，刺激身体左侧效果最佳。

① 始于胸中，浅出属于心包，通过膈肌，经胸部、上腹、下腹，络于上、中、下三焦。
② 胸中支脉：沿胸内出胁部。
③ 当至腋下三寸处（天池穴），向上到腋下。
④ 沿上臂内侧，于手太阴、手少阴之间。
⑤ 进入肘中。
⑥ 进入掌中（劳宫穴），沿中指桡侧出于末端。
⑦ 掌中支脉：从掌中分出，沿无名指出于末端，接手少阳三焦经。

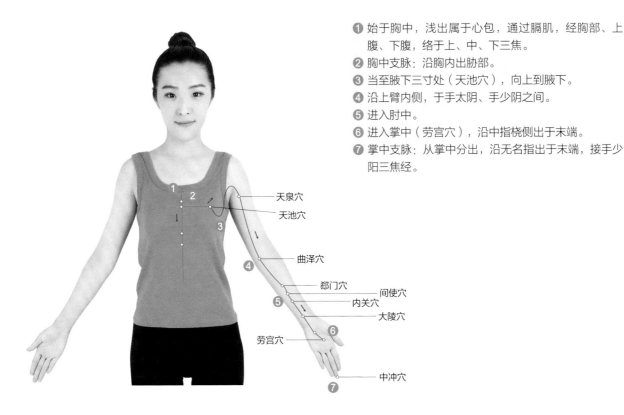

- 天泉穴
- 天池穴
- 曲泽穴
- 郄门穴
- 间使穴
- 内关穴
- 大陵穴
- 劳宫穴
- 中冲穴

手少阳三焦经

关冲穴：于无名指外侧指甲旁。揉捏此穴可预防晕车。

液门穴：在小指、无名指交界处，无名指这一侧骨缝当中。可治疗口干舌燥、夜里口渴的症状。

阳池穴：腕背横纹中，当指伸肌的尺侧缘凹陷处。刺激阳池穴能激发人体阳气，用艾灸改善虚寒怕冷的体质。

支沟穴：阳池穴与肘尖连线上，腕背横纹上3寸。能治疗肋间神经痛、气郁不舒等症状，按摩支沟穴还有通便的作用。

翳风穴：在耳垂后方乳突与下颌角之间的凹陷处。治疗急性耳聋、耳鸣、牙痛，有极好的疗效。

丝竹空穴：在眉毛外侧凹陷处。此穴可防治黄褐斑、鱼尾纹的产生，女性朋友应学会利用。

总结：手少阳三焦经主内分泌失调，主情志。多按摩右侧效果会更好。

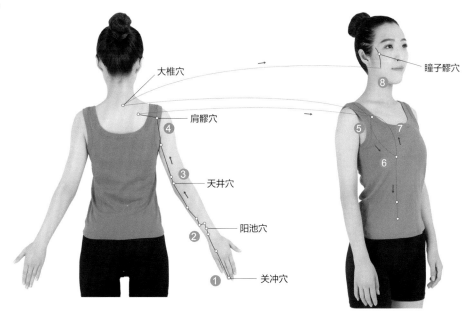

① 始于无名指末端（关冲穴），上行小指与无名指之间。

② 上行沿手背，出于前臂伸侧尺骨与桡骨之间。

③ 向上通过肘尖，沿上臂外侧，向上通过肩部。

④ 交出足少阳胆经之后。

⑤ 进入缺盆（锁骨上窝），分布于膻中穴（纵隔中），散络于心包。

⑥ 通过膈肌，广泛遍布于上、中、下三经。

⑦ 胸中支脉：从膻中穴上行，出于锁骨上窝。

⑧ 上向颈旁，系于耳后。

⑨ 直上出耳上方，弯下向两颊，至眼前。

⑩ 耳后支脉：从耳后进入耳中，出走耳前，经过上关前，交于面颊，至外眼角，接足少阳胆经。

足少阳胆经

瞳子髎穴： 目外眦旁，眶外侧缘处。主治眼疾，对青光眼、眼压过高、眼睛胀痛等有治疗作用。

率谷穴： 在耳尖直上3~5厘米，略微凹陷处，可治偏头痛。

风池穴： 枕骨下，与风府穴相平，胸锁乳突肌与斜方肌上端之间的凹陷处，可治疗眼睛酸涩、头部眩晕。

肩井穴： 肩上，大椎穴与肩峰连线的中点。主治痛症，对头痛、眼痛、肩膀痛、乳腺痛、牙痛等均有缓解作用。

京门穴： 侧腰部，章门穴后1.8寸，当第12肋骨游离端的下方，刺激京门穴可起到调节肾气的功效，对肾虚腰痛有缓解作用。

带脉穴： 侧腹部，章门穴下1.8寸，当第11肋骨游离端下方垂线与脐水平线的交点上。可治疗肥胖和预防乳腺增生等妇科疾病。

风市穴： 位于大腿处侧，腘横纹上7寸。是可治疗一切皮肤急症的要穴。

阳陵泉穴： 小腿外侧，腓骨头前下方凹陷处即是。对中风、脑血管后遗症等病有治疗作用；还能预防强直性脊柱炎、腰椎间盘突出症、小儿多动症。

光明穴： 在外踝尖上5寸处。可防治眼疾，经常按摩可使眼睛明亮。

丘墟穴： 足外踝前下方，趾长伸肌腱的外侧凹陷中。可治疗和预防腿痉挛的症状；对治疗颈椎病、胸肋胀痛有极佳的效果。

总结： 本经穴主治头、耳、目、胸胁、咽喉等疾病以及神志病、发热病等。

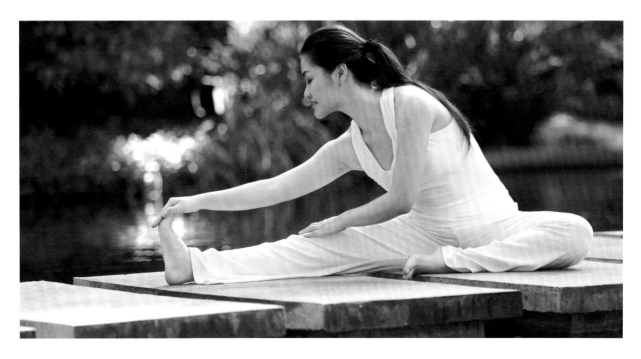

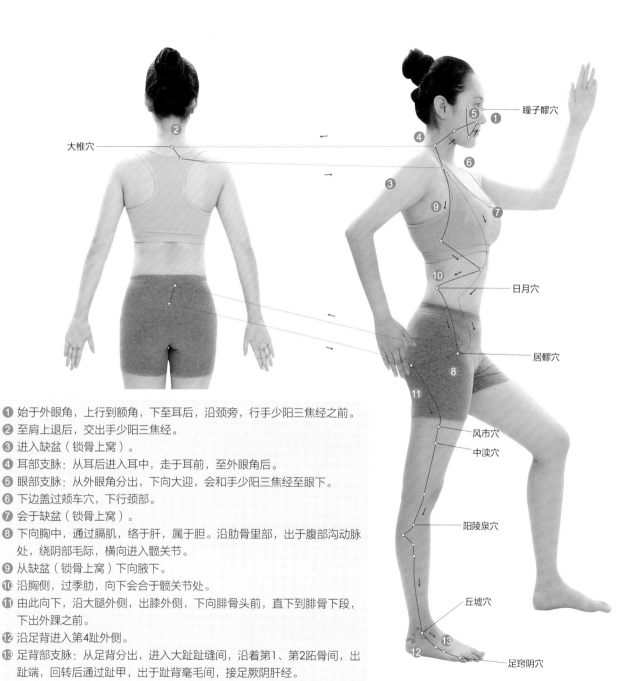

大椎穴

瞳子髎穴

日月穴

居髎穴

风市穴

中渎穴

阳陵泉穴

丘墟穴

足窍阴穴

① 始于外眼角，上行到额角，下至耳后，沿颈旁，行手少阳三焦经之前。

② 至肩上退后，交出手少阳三焦经。

③ 进入缺盆（锁骨上窝）。

④ 耳部支脉：从耳后进入耳中，走于耳前，至外眼角后。

⑤ 眼部支脉：从外眼角分出，下向大迎，会和手少阳三焦经至眼下。

⑥ 下边盖过颊车穴，下行颈部。

⑦ 会于缺盆（锁骨上窝）。

⑧ 下向胸中，通过膈肌，络于肝，属于胆。沿肋骨里部，出于腹部沟动脉处，绕阴部毛际，横向进入髋关节。

⑨ 从缺盆（锁骨上窝）下向腋下。

⑩ 沿胸侧，过季肋，向下会合于髋关节处。

⑪ 由此向下，沿大腿外侧，出膝外侧，下向腓骨头前，直下到腓骨下段，下出外踝之前。

⑫ 沿足背进入第4趾外侧。

⑬ 足背部支脉：从足背分出，进入大趾趾缝间，沿着第1、第2跖骨间，出趾端，回转后通过趾甲，出于趾背毫毛间，接足厥阴肝经。

足厥阴肝经

行间穴： 第1趾和第2趾趾缝之间。配合太冲穴向行间穴方向推，可起到消除肝脏郁积的作用，使肝血源源不断地供到心脏。

太冲穴： 足背，第1跖骨间隙的后方凹陷处。揉太冲穴可以增加心脏供血，对情绪压抑有宣泄作用，是肝经的原穴。和行间穴一起按，效果最好。

蠡沟穴： 在内踝穴上5寸处。可治疗阴道瘙痒、月经不调、白带不调、阴部湿疹等妇科病症。

章门穴： 是人体八大要穴之一，在侧腹部，第11肋游离端的下方。敲打它可疏肝健脾，防治乳腺增生及其他妇科病，帮助减肥。

总结： 本经穴位主治肝病、妇科病、前阴病和胸闷、恶心呕吐、便秘、遗尿等。

1. 始于大趾背毫毛部（大敦穴），向上沿着足背内侧（行间穴、太冲穴、中封穴），离内踝尖1寸，上行小腿内侧，离内踝8寸处交出于足太阴脾经之后。
2. 上膝腘内侧（曲泉穴），沿着大腿内侧。
3. 进入阴毛中，环绕阴部。
4. 上至小腹，夹于胃旁，属于肝，络于胆。
5. 向上通过膈肌，分布胁肋部。
6. 沿气管之后，向上进入鼻咽部，连接目系。
7. 上行出于额部，与督脉交会于头顶。
8. 目部支脉：从目系下向颊里，唇内环绕。
9. 胸部支脉：从肝分出，通过膈肌，向上流注于肺，接手太阳肺经。

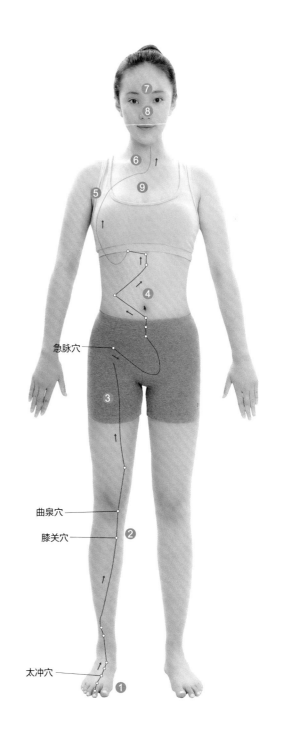

督脉

督脉始于小腹内，下出于会阴部，向后沿着脊柱里面，上行到项后，进入脑内。上至巅顶处，沿着额头下行到鼻柱，止于上齿龈。可主治腰骶部、背部、头颈等部位的局部病症以及相应的内脏疾病。

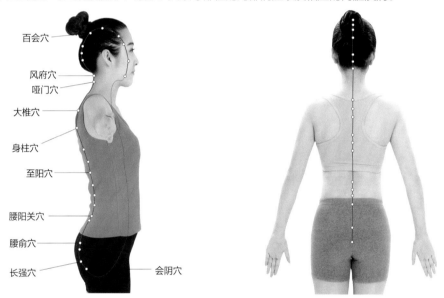

任脉

始于中极下的会阴部，向上到阴毛处（曲骨穴），沿着腹部内侧，上出关元穴，向上沿前正中线到咽喉部。继续上行到下颌、口旁，沿面部入至目下方。可治疗与腹部、胸部、颈部、头部、面部相关的疾病。

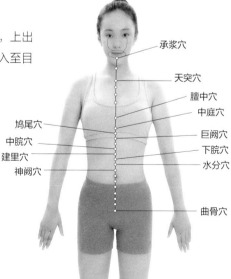

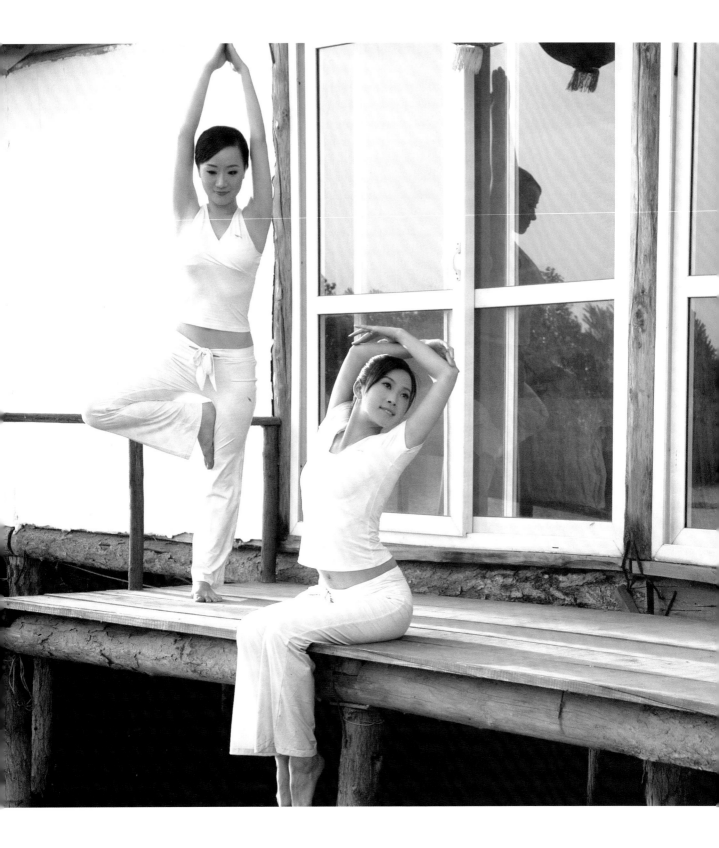

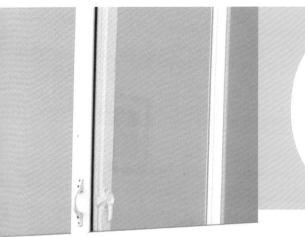
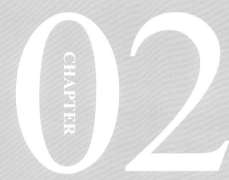

CHAPTER 02

学会瑜伽的呼吸和调息
是瘦身的关键

会呼吸就能瘦，
真的有那么神奇吗？
没错，相信你所看到的，
只要能熟练地掌握正确的瑜伽呼吸法和技巧，
并在生活中养成习惯随时进行练习，想瘦，真的就是一件简单事。
越来越多的女明星公开表示，
保持完美S形身材的秘籍就是她们已经将瑜伽呼吸法融入生活，
变成一种长期而不费力的运动，
其中具有极强燃脂效果的腹式呼吸法最受推崇！
腹式呼吸法和胸式呼吸法之所以能瘦身，
第一是因为它们能帮助我们控制食欲，
让我们在一呼一吸间把所有的注意力都集中到呼吸上面，
减轻对食物的依赖；
第二是因为当我们养成深沉呼吸的习惯时，
我们的内脏也能够同时得到足够的刺激和按摩，
身体的新陈代谢也会随之优化，
血液的含氧量充足，
脂肪和毒素等废物就可以轻松地排出体外。

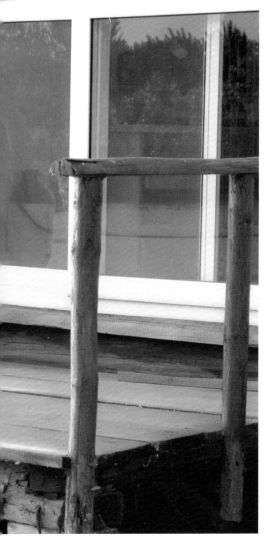

重塑腰背部曲线——
胸式呼吸法

快瘦指数：★★★★
燃脂指数：★★★★
呼吸方式：胸式呼吸
修炼次数：10次

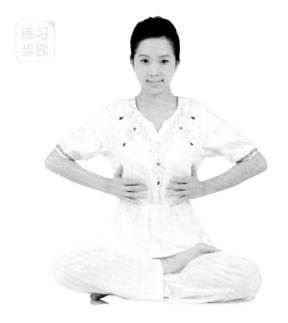
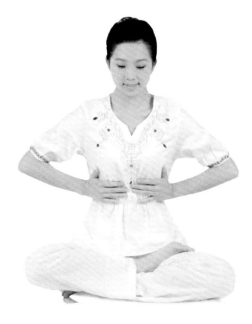

① 取坐姿，将手轻轻搭放在肋骨上，两鼻孔慢慢吸气，同时双手感受肋骨向外扩张并向上提升，但不要让腹部扩张，腹部应该保持平坦。

② 再缓缓地呼气，把肺内浊气排出体外，感受肋骨向内收并且下沉。

排毒瘦身魔效

　　胸式呼吸法接近我们日常使用的呼吸方法，除了可以锻炼腰腹部，还能重点瘦背部。许多MM穿内衣时背部会挤压出碍眼的赘肉，那就请多练习胸式呼吸法。因为我们在做胸式呼吸的时候，横膈膜会随之上下移动，肋骨就会左右平行地扩张，而肋骨在收缩的时候，背部的肌肉也会跟着扩张、收缩。坚持练习之后你会发现，最难塑形的背部肌肉也会变得紧实、流畅。胸式呼吸还可以稳定情绪、平衡心态，帮助因为呼吸短促而积压下来的废气排出体外。

呼吸就能全身瘦——
腹式呼吸法

快瘦指数：★ ★ ★ ★
燃脂指数：★ ★ ★ ★
呼吸方式：腹式呼吸
修炼次数：10次

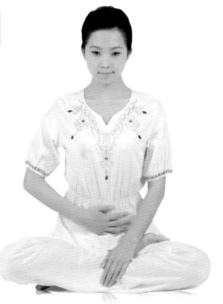

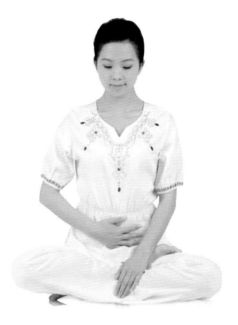

1 取坐姿，右手轻轻搭放在腹部，吸气时，用鼻子把新鲜的空气缓缓深长地吸入肺的底部；随着吸气量的加深，胸部和腹部之间的横膈膜向下降，腹腔脏器下移，小腹会像气球一样慢慢隆起。

2 呼气时，腹部向脊椎方向收紧，横膈膜自然而然地升起，把肺内的浊气完全排出体外，内脏器官恢复原位。

排毒瘦身魔效

做腹式呼吸时，人体横膈膜的上下动作可以调节肺部容量，随着肺部进出的气量增多，吸入的氧气也相对增多，而燃烧脂肪需要耗氧，学会腹式呼吸便可以轻松地燃烧脂肪。在做腹式呼吸的同时也让下腹部肌肉得到了运动，腹腔脏器得到按摩，久而久之有助于紧致腹部肌肉、消除恼人的小肚腩；另一方面，血液循环充足则使人神清气爽，神经系统功能得到强化，紧张和不安的情绪也就随着一呼一吸消失殆尽。

全面加速新陈代谢——
完全式呼吸法

快瘦指数：★★★★★
燃脂指数：★★★★★
呼吸方式：完全式呼吸
修炼次数：10次

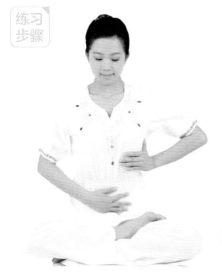 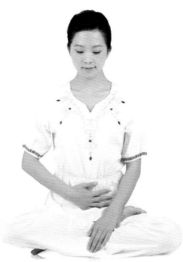 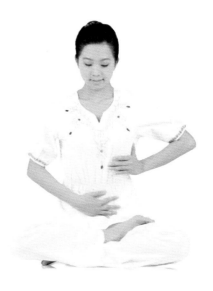

1 取坐姿，左手搭放在左侧肋骨上，右手搭放在腹部上。轻轻吸气时，先把空气吸入到肺的底部，使腹部隆起。

2 左手垂放下来，继续吸气，感受空气慢慢填满胸腔。

3 左手搭放在左侧肋骨上，呼气，按相反的顺序，先放松胸部，然后放松腹部，尽量把气呼尽，然后有意识地使腹部向内收紧，并且温和地收缩肺部。

排毒瘦身魔效

完全式呼吸法是瑜伽调息的基础，在熟练了胸式呼吸和腹式呼吸后才可以练习完全式呼吸法。呼吸时整个肺部参与呼吸运动，腹部、胸部乃至全身都能感受到起伏。完整的完全式呼吸可以将呼吸空气的量增加3倍，让更多新鲜的氧气进入血液，提高血含氧量，缓解内脏压力，调节内分泌，帮助沉积的毒素更轻易地排出体外，净化身心。

四 排毒瘦身二重奏——清理经络调息

快瘦指数：★★★★★
燃脂指数：★★★
呼吸方式：腹式呼吸
修炼次数：25次

练习步骤

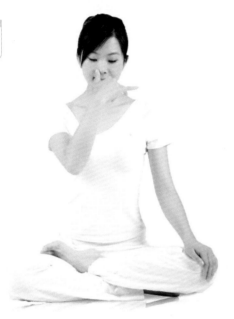

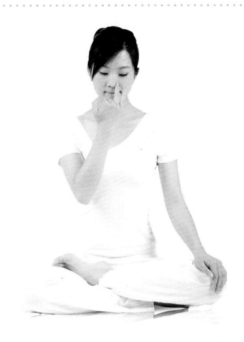

1 以舒适的坐姿坐好，背部伸直，闭上双眼放松，逐渐把注意力集中在呼吸上；伸出右手，弯曲食指和中指，大拇指和无名指抵于鼻翼两侧；大拇指压住右鼻孔，用左鼻孔吸气。

2 接着，用无名指压住左鼻孔，以右鼻孔呼气；然后，以右鼻孔吸气；压住右鼻孔，以左鼻孔呼气。完成连贯动作后是一个回合，可做25个回合。

排毒瘦身魔效

经络调息法也叫左右交替呼吸法，它通过用左右鼻孔交替式呼吸的方法让冷与热、静与动达到平衡，疏通左右经脉，让生命之气畅通地流动。这种调息方法能增加血液中的含氧量，促进血液和淋巴系统的循环，清除血液中的毒素；清理由鼻至肺的整个呼吸系统，让人精神焕发、平和宁静，使人不论在心理还是在生理上均处于健康状态。经常练习还可提高免疫功能，预防多种呼吸道传染病。

五

"无龄"美人加油站——
展臂调息法
Arms Stretching Pranayama

快瘦指数：★★★★
燃脂指数：★★★★
呼吸方式：腹式呼吸
修炼次数：1次

练习步骤

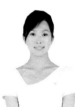
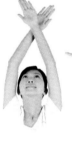
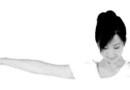

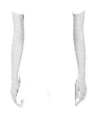

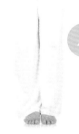

1 以基本站姿站好，双腿并拢，双手自然垂于体侧，腰背挺直。

2 双手于体前交叉，自然垂于体前。

3 吸气，双臂高举过头顶，双手保持交叉，颈部后仰，眼睛看向手指的方向。

4 呼气，低头，双臂缓缓于体侧打开，与地面平行；吸气，双臂高举过头顶，重复步骤3的动作。反复做4次，最后，双臂落于体侧，指尖有微微发热的感觉。

排毒瘦身魔效

　　颈部是最容易显露女性真实年龄的部位，要做真正意义上的"无龄"美人，不仅要在面部保养上下工夫，对待颈部皮肤，也要格外用心才行。一天当中无数次地抬头低头，颈部还要承受头部的重量，使颈部肌肉更容易老化和松弛。展臂调息时手臂上伸，颈部后仰，让颈部的神经、肌肉和韧带得到很好的放松，并能加速血液流通，保证颈部皮肤的血液充足。手臂上抬的动作使肩胛骨也能够得到相应的放松，打造出更加优雅和完美的肩颈部线条。

六

减压养颜进行时——
风箱调息
Bellows Pranayama

快瘦指数：★★★★
燃脂指数：★★★★
呼吸方式：腹式呼吸
修炼次数：1次

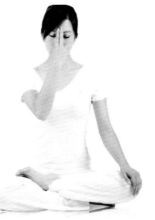 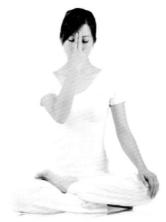 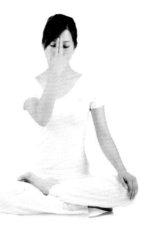

1 放松身体，以舒适的坐姿坐好，调整呼吸。伸出右手，食指、中指放于眉心处（双眉中间的位置），拇指、无名指放于鼻翼两侧。

2 用大拇指盖住右鼻孔，用左鼻孔做腹式呼吸，练习吸气和呼气，像铁匠的风箱一样让腹部扩张和收缩，有节奏、快速地做10～20次完整的呼吸；最后一次呼吸时，深深地吸一口气，做内悬息3～5秒，用腹式呼吸的方法呼出气体。

3 用无名指盖住左鼻孔，重复做腹式呼吸20次；然后放松，身体还原。

排毒瘦身魔效

风箱调息用鼻子呼吸，呼气时要用稳定的腹式呼吸方式，能提高身体各器官功能，增强脾脏、肝脏和胰脏的活动能力，提高消化器官的功能，调节内分泌腺的分泌功能；增加氧气的吸入量，净化血液，并提高肺活量和肺功能，让肤色更健康靓丽；在心理方面，能消除疲劳、减轻焦虑，改善精神面貌。

经络美人

瑜伽导师这样说

现代人的生活压力都很大，经常处于紧张的情绪当中，呼吸也变得浅而凌乱。如果仔细观察自己，就会发现，在情绪稳定或者放松时，呼吸一般相对深沉，而且呼吸声平稳。瑜伽倡导的呼吸正是来源于这种状态，需要动用整个肺部进行呼吸，通过肺吸入充足的氧气供给身体，促进血液循环并且通过血液将氧气送至身体各部。温和地按摩胸部、腹部内的器官，可增其功能，使身体和心灵得到最充足的放松，而且对呼吸系统、脑部、心脏及其他器官的功能都有裨益。经常做腹式呼吸，可以将身体那些不清新的空气排出来，吸入更多的氧气，带出更多的毒素。

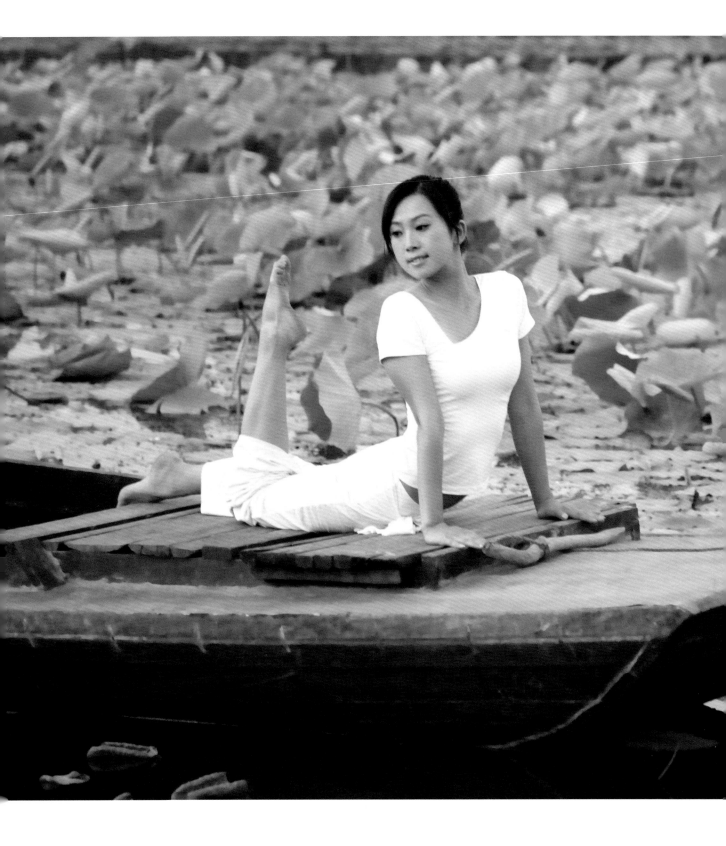

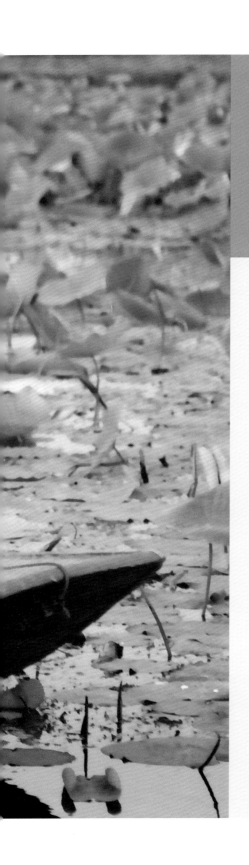

CHAPTER 03

经络瑜伽33式
超强排毒瘦一身

现代人身处充满污染的时代，
穿的衣服、住的环境、饮用的水，
甚至呼吸的空气里都不可避免存在着毒素。
长此以往，我们的身体里囤积起各种各样的毒素，
再加上我们平常多坐少动，身体功能运作减缓，
若不能及时排除毒素，就很容易造成皮肤粗糙、身体水肿虚胖。
具有极强排毒功效的瑜伽体式能挤压并按摩内脏，
促进肠道的消化功能，加强内脏的排毒作用。
当五脏六腑和谐运作，
体内积累的毒素和多余的水分就能被及时排出，
从根本上杜绝和消除肥胖。

按摩颈部穴位，
打造传说中的天鹅美颈

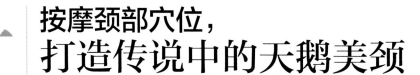

　　传说中的极品美女总是拥有天鹅般优美的颈部，但是现实却告诉我们，想要在缓缓抬头的瞬间，美得一发不可收拾，必须加强对颈部的保养和锻炼。颈部向来是最容易被人忽略的部位，但其实它比面部更容易形成恼人的皱纹。颈部肌肤单薄且脆弱，相对面部肌肤而言，颈部皮肤的皮脂腺和汗腺数量只有面部的1/3，油脂分泌少，就更容易干燥，而且颈部肌肤缺少足够的脂肪层，在锁水能力方面也略显不足。如果不从现在开始爱护你的颈部，当粗糙、暗淡、干纹、松弛爬上颈部的时候，你就只能欲哭无泪了。

排毒美颈瑜伽按摩到的穴位及手法

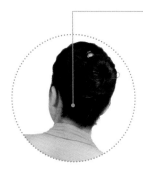

风池穴 别让颈部泄露了你的年龄秘密，颈部护理要像脸部护理一样成为每天的护肤必修课。

位置：风池穴位于人体的后颈部，后枕骨下，两条大筋外缘陷窝中。

功效：按摩此穴可有效缓解颈部酸痛，放松和舒展颈部，让颈部肌肉、神经和韧带得到充分的按摩，同时能消除颈部细纹，增强肌肉弹性。

按摩手法：将双手掌心分置于两侧耳后，用双手中指指腹按揉风池穴1分钟。

颈部淋巴排毒按摩术：颈部的日常保养非常重要，除了要像对待自己的面部皮肤一样对待它以外，有时间、有精力的时候适当地按摩，能加速颈部淋巴及血液循环，让颈部的保养效果加倍。

位置：整个颈部。

功效：颈部有很多淋巴分布，温柔地进行颈部按摩能加快颈部的排毒代谢和淋巴循环，使颈部的每一寸肌肤都得到滋养。

按摩具体手法：

❶ 取1元硬币大小的颈霜均匀涂抹在颈部，双手手指稍用力向上提拉颈部中间松弛的肌肉要用向上打圈的方法。

❷ 将头部向左倾斜，双手指腹从颈部下端往上推揉，直至耳后；然后换右边，各推揉10次。

❸ 头部后仰，举起双手大拇指，将下颌处多余的肉往前推至下巴处，再以同样的方法，慢慢向左耳、右耳处按动。持之以恒，可以促进颈部血液循环，从而帮助皮肤细胞再生，减慢因衰老而造成的颈部肌肤下垂。

美颈的烦恼	瑜伽带来的惊喜
● 颈间赘肉积成"游泳圈"	● 按摩颈部穴位
● 颈肌松弛皱褶	● 淡化颈部细纹
● 颈部皮肤细纹横行	● 紧致美化颈部肌肉群
● 粗短颈无处遁形	● 改善颈部血液循环
● 肤色暗沉无光泽	● 加速颈部淋巴循环
	● 滋养颈部皮肤
	● 改善粗短颈

排毒美颈瑜伽第一式
滑颈法

快瘦指数：★★★★
燃脂指数：★★★
呼吸方式：腹式呼吸
修炼次数：2次

促进颈部淋巴循环，按摩颈部肌肉群。

排毒瘦身魔效

　　颈部比面部更容易松弛和产生皱纹。头部向后、向侧的转动，能很好地放松和舒展颈部，促进颈部的淋巴循环，让颈部肌肉、神经和韧带得到充分的按摩；同时还能消除颈部细纹，增强肌肤弹性，让美颈光滑、纤长。

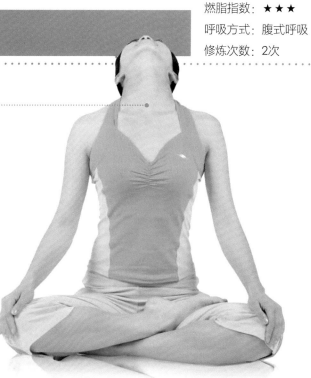

练习步骤

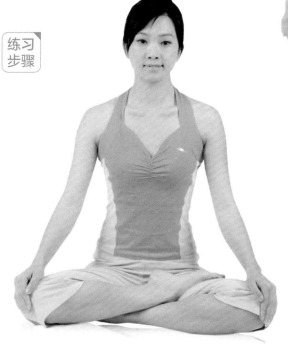

1 取坐姿，弯曲左小腿，将左脚放在右大腿内下侧，弯曲右腿，并把右腿放在左大腿上，双手扶双膝。

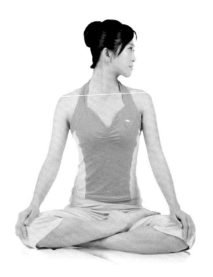

2 吸气，挺直腰背，呼气，头转向左侧，下巴与右肩平行，眼睛尽量看向左侧，双肩保持不动。

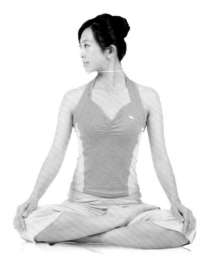

3 吸气，头回正中，随着呼气，头转向右侧，眼睛看向右侧，下巴与肩平行。

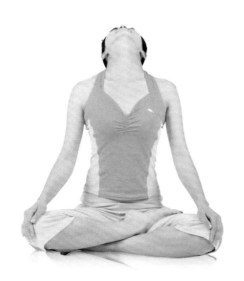

4 吸气，头回正中；呼气，仰头，眼睛看向正上方。

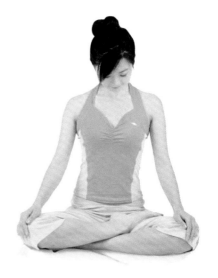

5 吸气，头回正中；呼气，低头，下巴尽量贴近胸部。头部回正，放松还原。

排毒美颈瑜伽第二式
兔式

快瘦指数：★★★★
燃脂指数：★★★★
呼吸方式：腹式呼吸
修炼次数：1次

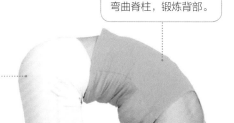

弯曲脊柱，锻炼背部。

拉伸臀部肌肉，收紧下半身曲线。

按摩百会穴，伸展颈部肌肉群，促进血液循环。

排毒瘦身魔效

　　这是一个模仿兔子的姿势，头顶着地面、前颈下压、后颈伸展，背部的肌肉也随之得到最大限度的放松。因为按摩到了头顶的百会穴，做完以后能让人舒适轻松、神清气爽。特别是活动到了颈部，能缓解颈肩部肌肉僵硬现象，促进血液循环，延缓衰老。

练习步骤

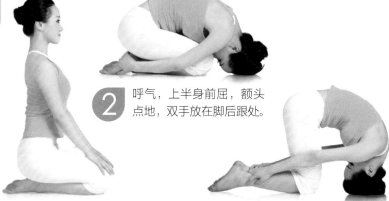

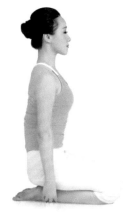

1 跪坐，吸气，腰背挺直，臀部坐于双脚脚后跟上，双手自然搭在膝盖上，目视前方。

2 呼气，上半身前屈，额头点地，双手放在脚后跟处。

3 吸气，臀部抬高，头部触地的部位由额头过渡到头顶百会穴处，弓背，双手触碰脚踝，保持数秒。

4 呼气，身体慢慢还原至跪坐姿势。

排毒美颈瑜伽第三式
后腰预备式

快瘦指数：★★★★
燃脂指数：★★★★★
呼吸方式：腹式呼吸
修炼次数：2次

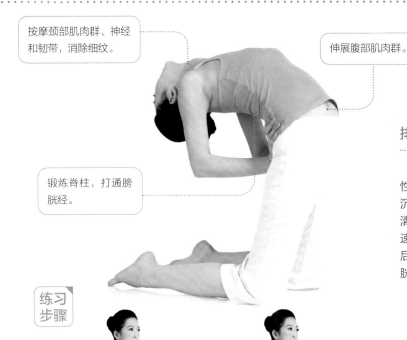

按摩颈部肌肉群、神经和韧带，消除细纹。

伸展腹部肌肉群。

锻炼脊柱，打通膀胱经。

排毒瘦身魔效

这个体式能消除颈部细纹，增强肌肤弹性，充分按摩颈部肌肉群、神经和韧带，并让沉重的大脑得到舒缓放松和休息，令思绪更为清晰和活跃。头部向后完全伸展的过程当中加速了颈部血液循环，颈部排毒效果显著。腰背后弯的动作还能完全拉伸脊柱，打通后背的膀胱经，优化全身代谢系统。

练习步骤

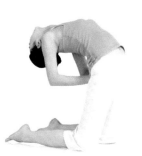

1 跪立，腰背挺直，双臂自然垂于体侧。

2 吸气，双手扶在腰侧。

3 呼气，头向后仰，身体尽量向后弯，直至上半身与地面平行，髋部尽量向前送。

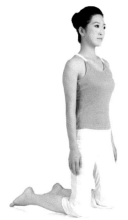

4 吸气，起身；呼气，身体还原至初始姿势。

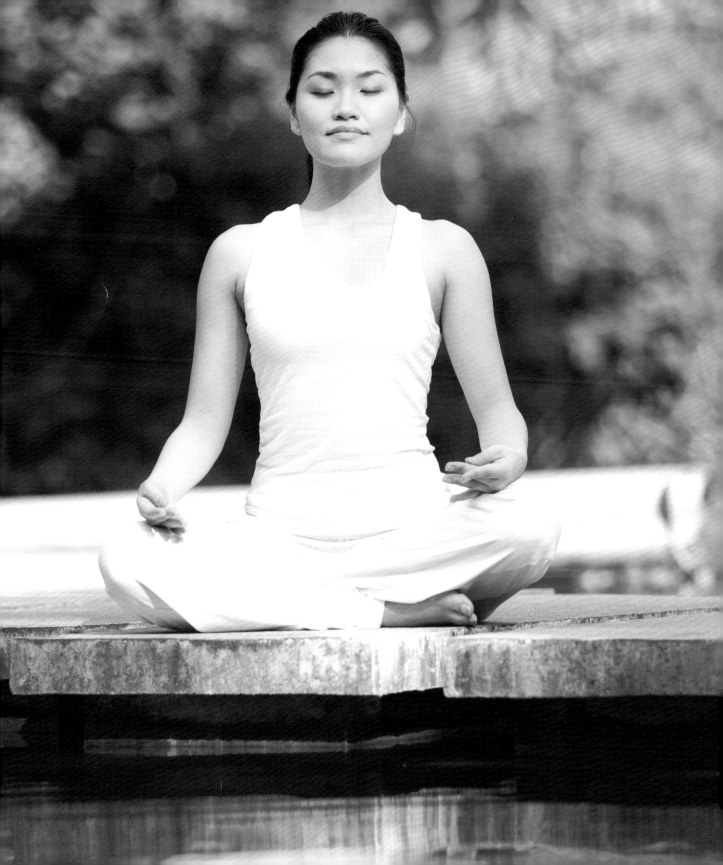

二 ｜ 淋巴排毒，
美人不能没有滑溜溜的柔美香肩

❧ 迷人香肩

女性迷人的身体曲线，不只是胸部的大小那么简单，越来越多人认为，女性最美的部位是在脖子和肩膀间的优美曲线。柔美的肩部是女性展露性感的制胜法宝，那不经意的裸露，让你拥有更完美的正面、侧面曲线，让你惊艳无比。要拥有诱人的香肩，除了运动塑形保证肩部没有赘肉之外，也不能忽视日常肩部皮肤的保养和排毒。只有保持肩部足够的血液循环，才能由内至外散发出迷人光彩。

❧ 排毒美肩瑜伽按摩到的穴位及手法

曲垣穴 肩部疲劳，会导致肩部肌肉紧张僵硬，失去弹性与柔美的线条。

位置： 曲垣穴位于背部左右肩胛骨内上侧。

功效： 按摩此穴，可有效放松肩部紧张的肌肉，恢复肌肉的弹性，使身体感到轻松、情绪稳定。

按摩手法： 双手食指、中指、无名指一起按压左右两肩上的此穴，可稍用力，以圈状按摩3～5分钟。

香肩的烦恼	瑜伽带来的惊喜
● 肩胛骨线条不够优美	● 按摩肩部穴位
● 后肩赘肉肥厚	● 放松肩部肌肉
● 肩线不平衡	● 促进肩部淋巴排毒
● 高低肩明显	● 平衡肩线
● 肌肉僵硬、酸痛	● 消除后肩赘肉
● 患上肩周炎	● 纤美肩胛骨
	● 有效缓解肩周炎
	● 滑嫩肩部肌肤

肩贞穴 缺少运动会使肩部肌肉和皮肤松弛、脂肪堆积，让肩部变得厚重，缺乏柔美。

位置： 肩贞穴位于人体的肩关节后下方，臂内收时，腋后纹头上1寸。

功效： 按摩此穴，在减轻肩部酸痛症状的同时，促进血液循环，增强肩臂部肌肉的收缩，减少堆积在肩部的脂肪。

按摩手法： 双臂在胸前交叉，双手绕到背后以食指、中指按压此穴，稍用力，以圈状按摩3～5分钟。

肩井穴 长时间操作电脑，使肩膀始终处于疲劳紧张的状态，久而久之会影响肩颈部的血液循环，不仅导致肩部酸痛，甚至会出现双手麻痹的感觉。

位置： 位于大椎穴与肩峰端连线的中点上，前直对乳中。

功效： 按摩此穴，可放松肩部肌肉，改善血液循环，有效减轻疼痛、疲劳不适的感觉。

按摩手法： 双手食指、中指、无名指一起按压左右两肩上的此穴，可稍用力，以圈状按摩3～5分钟。

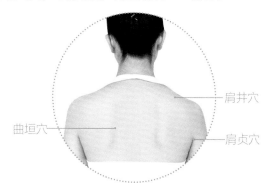

曲垣穴 ——
—— 肩井穴
—— 肩贞穴

排毒美肩瑜伽第一式
肩肘运动式

快瘦指数：★★★★
燃脂指数：★★★
呼吸方式：腹式呼吸
修炼次数：1次

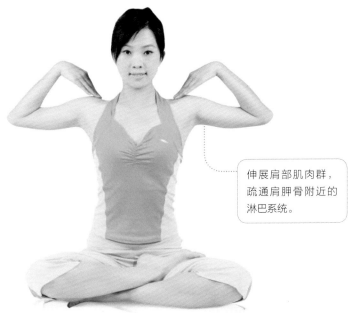

伸展肩部肌肉群，疏通肩胛骨附近的淋巴系统。

排毒瘦身魔效

肩膀是体形中最为关键的一环，它决定了我们的气质所在。经常用单侧手臂提手袋会造成高低肩等不美和不健康的现象。这个体式能够放松肩关节、强化背部上方的肌肉，尤其是肩胛骨区域，有效消除肩胛骨的疼痛感，按摩附近的淋巴系统，加强排毒功效，久而久之使双肩恢复平衡状态，肩部线条更为优美动人。

练习步骤

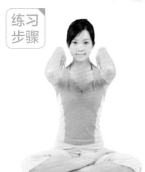

1 以半莲花式盘坐，双臂屈肘，肘部朝前，双手指尖搭在肩头。

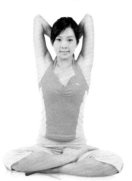

2 吸气，双肩旋转向上打开，双手手指触摸颈后部。

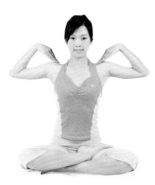

3 继续吸气，双臂向前旋转，回到体侧与地面平行，继续保持屈肘，双手指尖按压肩头。

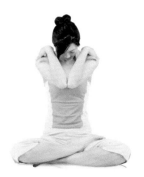

4 呼气，低头，双臂旋转于体前，肘尖相对；然后放松，回到半莲花坐姿。

排毒美肩瑜伽第二式
顶礼式

快瘦指数：★★★★
燃脂指数：★★★
呼吸方式：腹式呼吸
修炼次数：1次

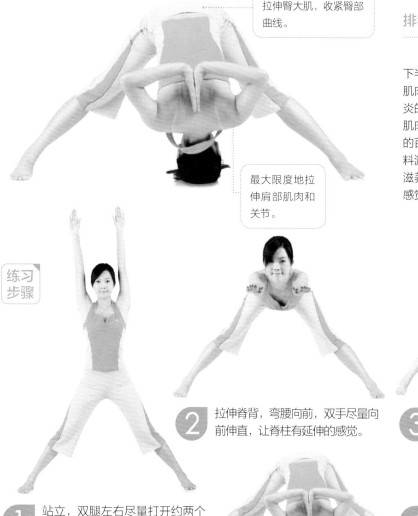

拉伸臀大肌，收紧臀部曲线。

最大限度地拉伸肩部肌肉和关节。

排毒瘦身魔效

　　顶礼式能很好地活动开肩关节，在下半身前倾下弯时，能极好地伸展背部肌肉和扩展胸部，纠正驼背，缓解肩周炎的早期症状，并能加强肩胛骨周围的肌肉力量。当头顶触碰到地面时，头顶的百会穴得到了按摩，可帮助身体把养料源源不断地输送到头部，让脑部得到滋养和放松，整个人在练习完此体式后感觉神清气爽。

练习步骤

1 站立，双腿左右尽量打开约两个肩宽，吸气，双臂高举过头顶，伸直，手掌朝前。

2 拉伸脊背，弯腰向前，双手尽量向前伸直，让脊柱有延伸的感觉。

3 呼气，上半身向下，直至双手着地，把头顶放在双脚中间处，尽量和双脚在一条直线上，保持腿部伸直，膝关节不要弯曲。

4 双手掌于背后合十，指尖指向头顶的方向，头部、双脚在一条直线上；然后慢慢直立，身体还原至初始姿势。

排毒美肩瑜伽第三式
牛面式

快瘦指数：★★★★
燃脂指数：★★★★
呼吸方式：腹式呼吸
修炼次数：1次

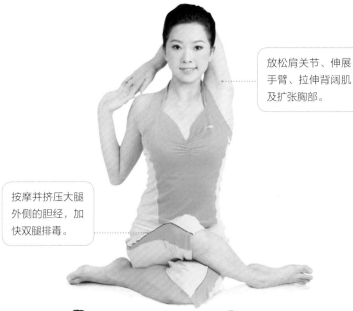

放松肩关节、伸展手臂、拉伸背阔肌及扩张胸部。

按摩并挤压大腿外侧的胆经，加快双腿排毒。

排毒瘦身魔效

牛面式上半身的动作形似英雄式，都是双手于背后上下相扣，因此也同样拥有放松肩关节、伸展手臂、拉伸背阔肌和扩张胸部的功效。练习时意识应集中体会两肩的拉伸感，这个体式能促进肩部血液循环，优化颈部、肩部和手臂的线条，有效改善因长期伏案工作和睡姿不良等因素导致的肩部及背部问题。

练习步骤

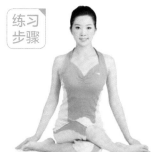

1 腰背挺直坐于地上，双腿交叠，右大腿压在左大腿上，双臂自然垂于双脚。

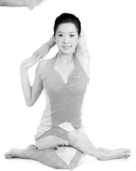

2 吸气，左臂高举过头顶，屈肘，肘尖正对后脑勺，指尖朝下；弯曲右肘，指尖朝上，双手于右肩附近十指相扣，呼气。

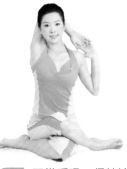

3 正常呼吸，保持这个姿势5～20秒；然后放开双肘，换方向重复练习，使双手于左肩处上下相扣。

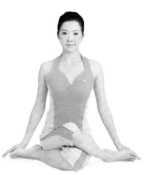

4 双臂自然下垂，身体还原至初始姿势。双腿交换位置，重复练习1次。

排毒美肩瑜伽第四式
圣莲回转式

快瘦指数：★★★★★
燃脂指数：★★★★★
呼吸方式：腹式呼吸
修炼次数：2次

分享拥有滑溜美肩的秘密

　　每周要给肩膀皮肤一次细心、周到的呵护——可先用热毛巾敷一下皮肤，或者在洗浴后和皮肤柔软的状态下，用磨砂膏去角质，并拍上营养水，再拍上一些鲜榨水果汁。用黄瓜汁、番茄汁或用蜂蜜稀释后去按摩肩部，久之会让肩部肌肤光滑细嫩、柔软有美感。

促进肩颈血液循环，缓解肩膀僵硬酸痛。

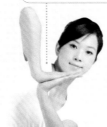

排毒瘦身魔效

　　我们的肩膀除了外在的美观之外，还需要内在的健康强韧。长期不正确的坐姿不仅导致肩部酸痛，还会因为毒素的囤积而引发各种疾病。圣莲回转式能运动全身肌肉，刺激到全身大部分神经，促进血液循环，有效缓解肩部僵硬的肌肉群。同时针对肩颈部的伸展，锻炼肩部的灵活性，让肩部的排毒加速，增强双肩的平衡感和线条美感。

扭转腰腹部肌肉，收紧中间曲线。

拉伸大腿肌肉群，促进多余脂肪燃烧。

练习步骤

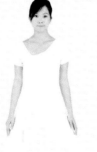

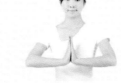

① 站立，双脚左右尽量打开，双手自然垂于体侧，腰背挺直。

② 吸气，右脚脚尖转向右侧，深蹲，弓步，双手在胸前合十。

③ 呼气，身体向后转180度，上身回转，保持合掌姿势，让左肘支撑在右膝上，脸朝向正后方，均匀吸气；然后放松，身体还原，换反方向继续练习。

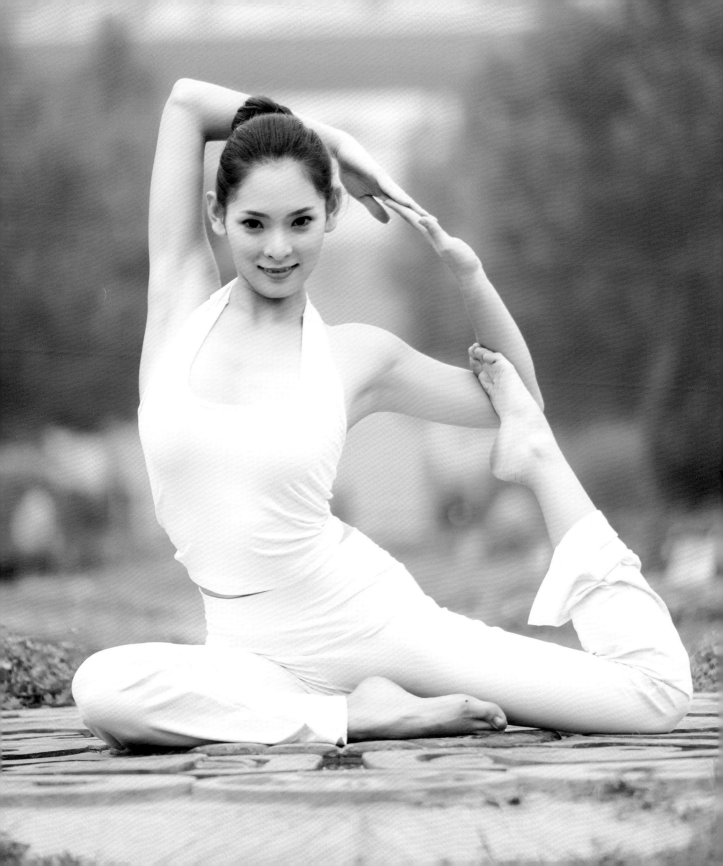

排毒按摩，
清凉无袖衫宠爱纤纤玉臂

纤美玉臂

柔滑、光洁、紧致、纤细、健美和没有赘肉，是手臂完美的标志，但是再看看我们自己，现实中松弛肥胖的臂部肌肉、肤色暗沉粗糙的臂部肌肤，是不是让你沮丧得忍不住放声尖叫？作为天生爱美的女性，怎能在阳光四射的动感夏日舍弃清爽性感的无袖衫？不要让尴尬的"蝴蝶袖"让你成为抹胸、吊带的"绝缘体"，只要每天练习相应的纤臂瑜伽动作，再加上快捷有效的排毒，在夏天来临的时候，你也可以轻轻松松地展现玉臂之美。

玉臂的烦恼	瑜伽带来的惊喜
● 手臂赘肉堆积形成"拜拜肉"	● 按摩手臂穴位
● 臂形犹如"麒麟臂"	● 放松大小臂肌肉
● 皮肤粗糙无光泽	● 促进双臂淋巴循环
● 因过分暴晒致皮肤黝黑	● 打通阻塞的经络
● 肌肉僵硬、酸痛	● 消除手臂多余赘肉
● 大小臂肤色不均匀	● 塑造纤长手臂线条
	● 润滑双臂肌肤
	● 促进黑色素排出

排毒纤臂瑜伽按摩到的穴位及手法

手臂经络 肥胖时，脂肪细胞增生，阻碍新陈代谢，从而出现让人难堪的浮肉。

位置：由肩部开始，至手腕处。

功效：捏拿手臂经络，可以疏通阻塞的脂肪组织循环管道，打通因废物堆积而变窄的代谢管道，从而消除上臂赘肉，使皮肤细滑、具有光泽。

按摩手法：用一手的拇指指腹和其余四指指腹，从肩膀处沿着手三阳经、手三阴经循行路线依次按捏至手腕处，各2分钟。

臂臑穴 上臂内侧往往是最容易被忽视的死角，久而久之，脂肪蓄积、肌肉松弛等状况日趋严重。

位置：将双手弯曲呈"V"字形叉腰，在手臂外侧，三角肌止点处。

功效：按摩此穴，能消除上臂赘肉，改善"蝴蝶袖"。

按摩手法：双手叉腰，用拇指用力按压此穴，每次持续5秒，重复10次后换另一侧继续。

内关穴 手臂缺少运动会堆积厚重的脂肪，使肌肉萎缩、肌肤松弛，若不加保养即会变成难看的"麒麟臂"，美感全失。

位置：内关穴位于前臂掌侧，掌长肌腱与桡侧腕屈肌腱之间，腕横纹上2寸。

功效：内关穴属心包经，按摩此穴，能疏通手臂气血，加强血液循环，迅速代谢掉双臂的废物。

按摩手法：将拇指和食指分别置于内关穴和外关穴上，相对用力地按捏1分钟。

排毒纤臂瑜伽第一式
鸟王式

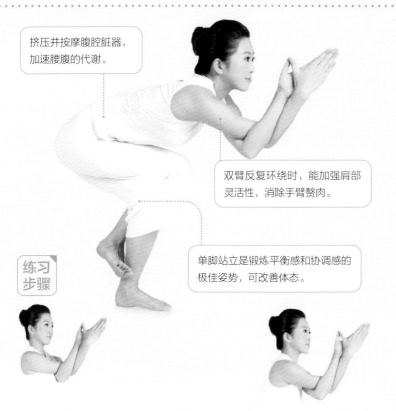

挤压并按摩腹腔脏器，加速腰腹的代谢。

双臂反复环绕时，能加强肩部灵活性，消除手臂赘肉。

练习步骤

单脚站立是锻炼平衡感和协调感的极佳姿势，可改善体态。

排毒瘦身魔效

　　鸟王式能同时提高肩部的灵活性，消除肩部僵硬，并能有效地加速手臂血液循环，全面按摩手少阴心经、手厥阴心包经和手太阴肺经位于手臂的穴位；不仅能加速全身，特别是双臂部的新陈代谢，还能保护和提高身体功能，使全身经络畅通；按摩腹部器官，消除腰腹部脂肪；锻炼两脚踝、膝盖和小腿肌肉，预防静脉曲张等，让身心保持最健康和美丽的状态。

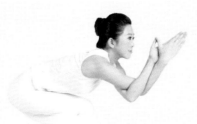

① 基本站姿，左臂下右臂上，双臂相绕，双掌相对。

② 弯曲双腿，右小腿跨过左膝，右脚脚背勾住左小腿腿肚，吸气，目视前方。

③ 呼气，屈左膝，上半身向前倾，腹部贴大腿；目视前方，保持这个动作3次呼吸，然后身体还原至基本站姿。

排毒纤臂瑜伽第二式
单手弓式

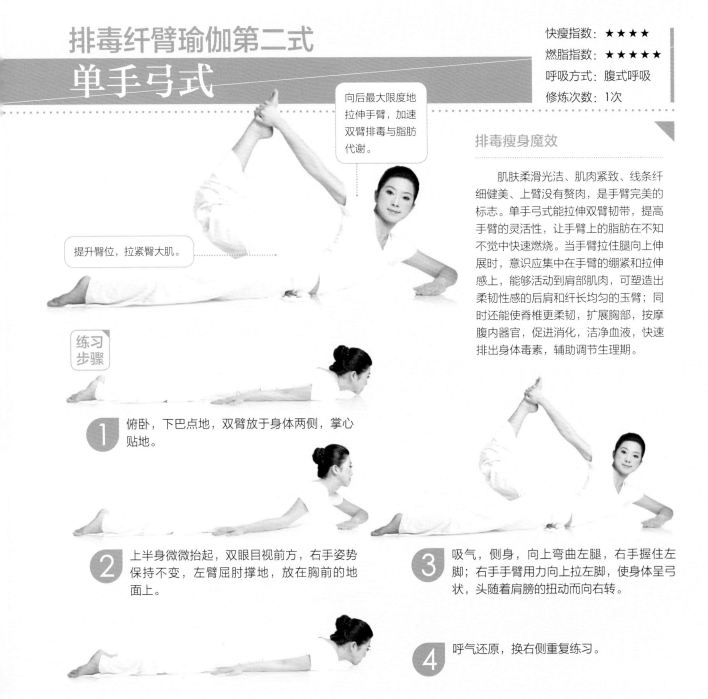

向后最大限度地拉伸手臂，加速双臂排毒与脂肪代谢。

提升臀位，拉紧臀大肌。

排毒瘦身魔效

　　肌肤柔滑光洁、肌肉紧致、线条纤细健美、上臂没有赘肉，是手臂完美的标志。单手弓式能拉伸双臂韧带，提高手臂的灵活性，让手臂上的脂肪在不知不觉中快速燃烧。当手臂拉住腿向上伸展时，意识应集中在手臂的绷紧和拉伸感上，能够活动到肩部肌肉，可塑造出柔韧性感的后肩和纤长均匀的玉臂；同时还能使脊椎更柔韧，扩展胸部，按摩腹内器官，促进消化，洁净血液，快速排出身体毒素，辅助调节生理期。

练习步骤

1　俯卧，下巴点地，双臂放于身体两侧，掌心贴地。

2　上半身微微抬起，双眼目视前方，右手姿势保持不变，左臂屈肘撑地，放在胸前的地面上。

3　吸气，侧身，向上弯曲左腿，右手握住左脚；右手手臂用力向上拉左脚，使身体呈弓状，头随着肩膀的扭动而向右转。

4　呼气还原，换右侧重复练习。

乳腺畅通无毒，
酥胸无惧地心引力　四

🌸 性感美胸

完美的胸部曲线是成就女性曲线美的关键，它让女性变得玲珑有致、窈窕动人。所谓美胸，不只是单纯地着重在大而已，胸部的大小其实也要搭配合适的身材比例。松弛、下垂、外扩是影响胸部曲线的最主要原因。女性25岁之后就过了乳房的新陈代谢高峰期，这个时候积极的保养和呵护是必不可少的。坚持瑜伽美胸练习和保持乳房附近的经络畅通，不仅能使胸部线条更有型，乳房也会因肌群得到充分的锻炼而变得丰满诱人。

🌸 排毒美胸瑜伽按摩到的穴位及手法

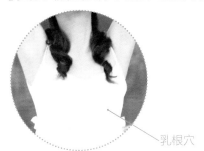

乳根穴

美胸按摩术 胸部保养，按摩绝对是关键。正确的手法及方向很重要，美胸是可以靠后天来养成的，可以配合按摩乳等保养品共同完成。

位置：整个胸部。

功效：可使脑垂体和卵巢分泌激素的功能得到加强，促进局部血液循环，让乳房组织被护理得更好，坚持一个月后胸形绝对大不同。

美胸的烦恼	瑜伽带来的惊喜
● 胸部不够丰满	● 激活乳腺，增大胸部
● 胸形不够坚挺	● 胸形变得坚挺傲人
● 出现了乳房下垂	● 经络无毒，谢绝乳腺增生
● 两乳房大小不一	● 美化胸部肌肤
● 乳房因过度肥胖而过大	● 强化胸前肌肉群，紧实
● 患上乳腺增生	曲线

按摩手法：

由外往内：给胸部涂抹保养品，四指合并，以掌心及指腹包覆胸部下缘，由外往内滑动按摩，直到保养品被完全吸收，能有效改善胸部外扩现象。

由下往上：给胸部涂抹保养品，四指合并，以掌心及指腹包覆胸部外缘，由下往上滑动的同时，将腋下赘肉往内拨，按摩直到保养品被完全吸收，可预防胸部下垂，改善副乳现象；四指合并，双手由下往上轮替拍打胸部下缘，按摩直到保养品吸收，能有效改善胸部下垂现象。

乳根穴 中医认为，气血充足才是乳房健康、充分发育和成熟饱满的最基本前提。

位置：该穴位于人体的胸部，在乳头直下，乳房根部，第5肋间隙，距前正中线4寸。

功效：使胸旁各经络运行舒畅，能有效改善气血运行状态，有效预防乳腺增生等。对新晋妈妈来说，还能缓解乳汁不够及乳腺炎。

按摩手法：以足少阴肾经循环线路按揉，至乳根穴处停留按压2分钟，然后用力捏柔2次胸肌1分钟。

排毒美胸瑜伽第一式
莲心幻椅式

快瘦指数：★★★★
燃脂指数：★★★★★
呼吸方式：腹式呼吸
修炼次数：2次

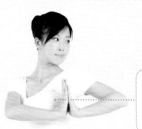

按摩胸部淋巴，打通胸部经络，锻炼胸大肌。

刺激脊柱分支神经，按摩背部肌肉群。

排毒瘦身魔效

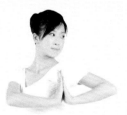

　　莲心幻椅式通过左右推手扩展并锻炼胸部，增强胸大肌的张力和弹性，按摩胸部周围的淋巴，有助于打通胸部附近的经络，消除多余脂肪，杜绝副乳。同时刺激胸部腺体，让胸部坚挺、结实，更富有弹性；还能增强并刺激脊柱分支神经，滋养脊柱，按摩背部肌肉群，消除背部酸痛和僵硬，矫正不良姿态，防止驼背等。

练习步骤

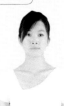

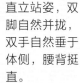
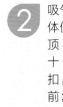
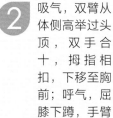

1 直立站姿，双脚自然并拢，双手自然垂于体侧，腰背挺直。

2 吸气，双臂从体侧高举过头顶，双手合十，拇指相扣，下移至胸前；呼气，屈膝下蹲，手臂平移至左边。

3 吸气，大腿尽量与地面保持平行，腰背挺直，臀部放松，眼睛直视左侧，缓缓起立。呼气，放松，换另一边重复练习。

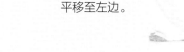

排毒美胸瑜伽第二式
弓式

快瘦指数：★★★★
燃脂指数：★★★★★
呼吸方式：腹式呼吸
修炼次数：2次

绷紧双臂肌肉，促进脂肪燃烧。

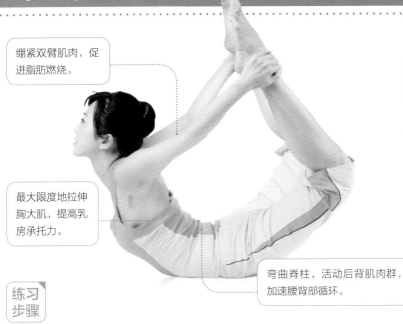

最大限度地拉伸胸大肌，提高乳房承托力。

弯曲脊柱，活动后背肌肉群，加速腰背部循环。

排毒瘦身魔效

　　不想被胸部变老、下垂、外扩等问题困扰并打击你的自信心？弓式是帮你一次性解决这些问题的最佳方式。这个体式能让胸部得到完全的扩展，提高乳房承托力，预防乳房下垂；同时还能伸展身体前侧的肌肉群，美化胸部曲线，加强胸部肌肤的弹性，让身体线条更为流畅。

练习步骤

1 俯卧，下巴着地，双腿分开与肩同宽，双手放于体侧，掌心贴地。

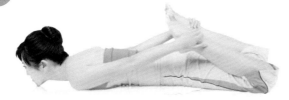

2 弯曲双膝，将小腿尽量收到靠近臀部，双手向后抓住双脚脚踝。

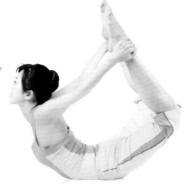

3 吸气，双腿向后向上用力，带动上半身抬离地面，眼睛看向上方，保持顺畅自然的呼吸，边呼气边缓缓将身体还原至初始姿势。

排毒美胸瑜伽第三式
骆驼式

快瘦指数：★★★★
燃脂指数：★★★★★
呼吸方式：腹式呼吸
修炼次数：2次

拉伸胸部肌肉群，刺激胸腺，防止淋巴堵塞和毒素围积。

挤压腹腔，收紧腰腹部及后背肌肉群。

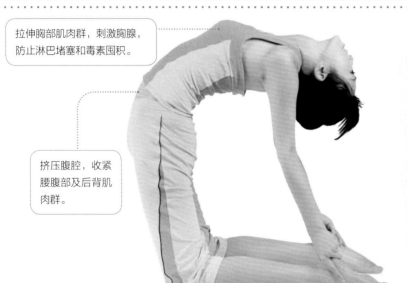

排毒瘦身魔效

　　女性25岁之后，过了乳房新陈代谢的高峰期，就应采取积极的行动来预防乳房不美观问题的提早出现。骆驼式是针对胸大肌的体位法训练，能最大限度地扩展胸部，拉伸胸部肌肉群，刺激胸腺，打通此部位经络群，防止淋巴堵塞和毒素的围积；不仅能使胸部线条更为有型，乳房也会因为肌肉群得到锻炼而更加丰满，还能有效预防因胸腺不通而造成的一系列疾病。

练习步骤

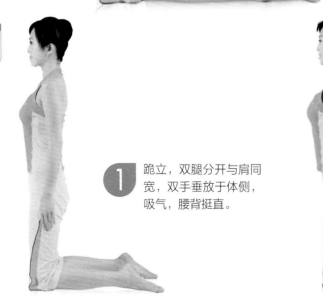

① 跪立，双腿分开与肩同宽，双手垂放于体侧，吸气，腰背挺直。

② 双手屈肘，扶于后腰，五指张开，上半身保持直立。

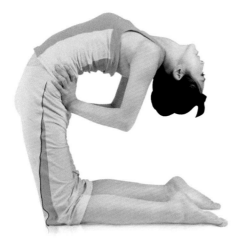

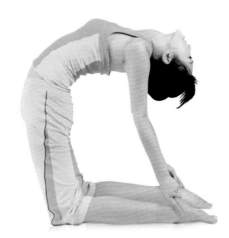

③ 呼气，上半身慢慢后仰，并让颈部放松。

④ 直到双手可以抓住双脚，放松头部，髋部、脊柱向前推出，尽量让大腿与地面保持垂直，保持此姿势数秒，自然地呼吸，然后慢慢还原至初始姿势。

分享拥有魅惑美胸的秘密

良好的生活习惯对美胸的塑造有很大影响。乳房是一个娇嫩的器官，不能长期挤压、撞击等，因此睡觉以仰卧为佳，尽量不要长期朝向一个方向侧卧，睡觉时也不宜佩戴胸罩，否则容易引起双乳发育不平衡及乳房两侧腺体阻塞。乳房还是一个怕热的器官，乳房周围微血管密布，洗浴时水温不宜高于27℃，要避免用热水直冲乳房，太热或太冷的水都会使乳房软组织松弛，也会引起皮肤缺水干燥。还应少蒸桑拿，实在要蒸时应用干毛巾保护好胸部。另外，保持良好的心情，不要过度节食，对美胸的塑造都有极大的好处。

经络美人

多吃这些能美胸

生活中，我们食用的食物中很多都具有美胸功能，如果希望胸部形状和弹性保持美观，或是正值青春期，想要美胸，那平时不妨多摄取这些食物，富含植物性雌激素的食物更有效哦！

胶质类食物：猪蹄、鸡爪、动物蹄筋、海参等都有丰富的胶质，可以给胸部提供胶原蛋白，提升胸部弹性，而其中的蛋白质还可以帮助胸部发育。

海产类食物：蛤蜊、牡蛎、孔雀贝等海产含有丰富的锌，可以促进激素分泌，让胸部变得更丰满、坚挺。

蔬果类食物：豆浆、黄豆、红枣、木瓜、山药和莴苣等都含有丰富的植物性雌激素，对胸部的发育有一定的帮助。木瓜则是很好的丰胸圣品，尤其是青木瓜中含有较多的木瓜酵素，添加肉类一起炖煮可以帮助蛋白质分解，促进乳腺发育。

五 疏通背部经络，
你就是回头率百分百的"背影杀手"

柔美后背

只要是爱美的女性都一定希望自己拥有白皙细致、线条完美的背部曲线，偏偏背部却是我们最容易忽略，也是最不容易运动到的部位。华丽的背部绝对是气质元素中的重量级，紧实的线条配合细腻白皙的肤质，让你的美背时刻都能摇曳出神秘的性感。要彻底消除虎背熊腰，练成"背影杀手"，就要勤于练习瑜伽，因为全身的肌肉群就属背部肌肉群最不容易训练，只有通过瑜伽的特定训练，才能燃烧脂肪、清除毒素、美化背部线条。

排毒美背瑜伽按摩到的穴位及手法

背部放松术 现代上班族每日久坐，腰背部肌肉成了最容易劳损的部位之一，让他们苦不堪言。

位置： 后腰背处。

功效： 每天若能以此按摩术简单地按摩一下后背，不仅能养生健体，还能同时锻炼后腰背处厚重的脂肪群，重塑诱人后背曲线。

按摩手法： 受术者俯卧，术者以一手或双手叠加，用掌面在受术者两侧腰背部、尾骶部及臀部上下来回按揉约2分钟；然后用双手掌根部对置于后腰部脊柱两侧，其余四指附于腰际，掌根向外分推，重复推按2分钟；再将双手拇指指端分别置于腰部脊柱两侧的肾俞穴，向内上方用力点按，持续1分钟；五指并拢，掌心空出，以双掌拍打后腰背部和尾骶2分钟即完成。

美背的烦恼	瑜伽带来的惊喜
● 背部囤积起大量脂肪	● 按摩背部穴位
● 养成了恼人的"虎背熊腰"	● 活动背部肌肉群
● 皮肤粗糙无光泽	● 打散囤积的脂肪群
● 角质厚，肌肉松弛	● 柔软脊柱，修正体态
● 驼背塌腰，体态不佳	● 矫正弯腰驼背现象
● 无法驾驭露背装	● 滑嫩背部肌肤
	● 重塑紧致诱人背肌线条

美背点穴法 完美的背部肌肤应当如丝绸般光滑细腻，可是赘肉和痘痘等问题却让我们难堪。

位置： 后腰背处。

功效： 经常按压气海俞穴、大肠俞穴和次髎穴能疏通背部经络，加强后背的血液循环，带动毒素排出身体。

按摩手法： 用双手拇指指腹分别按揉气海俞穴、大肠俞穴和次髎穴各半分钟。

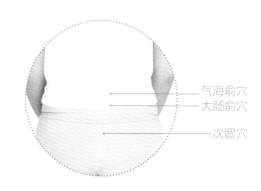

气海俞穴
大肠俞穴
次髎穴

排毒美背瑜伽第一式
摩天式

快瘦指数：★★★★★
燃脂指数：★★★★
呼吸方式：腹式呼吸
修炼次数：1次

双臂带动身体最大限度地伸展整个背部肌肉群。

踮起脚尖时能收紧小腿肌肉，美化腓肠肌和比目鱼肌。

排毒瘦身魔效

摩天式是印度传统瑜伽中的经典体式之一，练习时双臂上举过头顶，用双臂带动脊柱拉伸，能全面锻炼和保护脊柱，打通背部的膀胱经，加强身体排毒代谢的功能；并能最大限度地拉伸背部肌肉群，锻炼背阔肌、腹外斜肌，雕塑出线条优美的腰背曲线。身体下弯时还能带动胸部活动，能有效预防乳房下垂，对腹直肌和肠道有益，也有助于改善便秘。

练习步骤

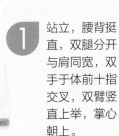

1 站立，腰背挺直，双腿分开与肩同宽，双手于体前十指交叉，双臂竖直上举，掌心朝上。

2 吸气，踮起脚尖，身体尽量向上伸展，感受整个背部的延伸，保持数秒。

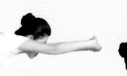

3 呼气，脚跟落地，双臂带动上半身向下伸展，直至与地面平行，使整个身体成直角；掌心朝向身体正前方，保持数秒。

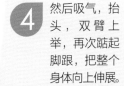

4 然后吸气，抬头，双臂上举，再次踮起脚跟，把整个身体向上伸展。

排毒美背瑜伽第二式
桥式

快瘦指数：★ ★ ★ ★ ★
燃脂指数：★ ★ ★ ★ ★
呼吸方式：腹式呼吸
修炼次数：2次

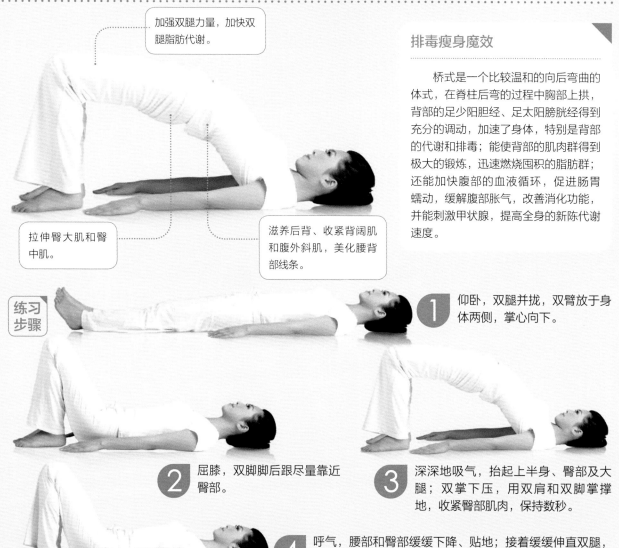

加强双腿力量，加快双腿脂肪代谢。

拉伸臀大肌和臀中肌。

滋养后背、收紧背阔肌和腹外斜肌，美化腰背部线条。

排毒瘦身魔效

　　桥式是一个比较温和的向后弯曲的体式，在脊柱后弯的过程中胸部上拱，背部的足少阳胆经、足太阳膀胱经得到充分的调动，加速了身体，特别是背部的代谢和排毒；能使背部的肌肉群得到极大的锻炼，迅速燃烧围积的脂肪群；还能加快腹部的血液循环，促进肠胃蠕动，缓解腹部胀气，改善消化功能，并能刺激甲状腺，提高全身的新陈代谢速度。

练习步骤

1 仰卧，双腿并拢，双臂放于身体两侧，掌心向下。

2 屈膝，双脚脚后跟尽量靠近臀部。

3 深深地吸气，抬起上半身、臀部及大腿；双掌下压，用双肩和双脚掌撑地，收紧臀部肌肉，保持数秒。

4 呼气，腰部和臀部缓缓下降、贴地；接着缓缓伸直双腿，身体还原至初始姿势。

排毒美背瑜伽第三式
人面狮身式

快瘦指数：★ ★ ★ ★
燃脂指数：★ ★ ★ ★
呼吸方式：腹式呼吸
修炼次数：1次

> 弯曲脊柱，全面拉伸后背肌肉群，按摩膀胱经，加速身体排毒。

练习步骤

① 俯卧，下巴点地，双腿伸直并拢，双手自然放在身体两侧，掌心贴地。

② 屈肘，两前臂向前平行伸直，掌心向下，放在头部两侧的地上。

③ 吸气，慢慢把头和胸膛抬离地面，两前臂平放在地面上以支持身体，双眼看向斜上方。

④ 呼气，身体慢慢还原至初始姿势。

分享拥有性感美背的秘密

　　我们全身上下，除了足底，就属背部的角质层最厚，代谢能力较弱，老废角质结合油脂、细菌等很容易堆积形成痤疮，所以一定要彻底地做好背部清洁工作，用清洁力足够而又温和的身体清洁品，每周都要用身体磨砂品彻底清除老废角质；并且选择保湿力强而又不会过油的润肤乳液来滋润背部肌肤。中医很注重背部的养生，因为后背为阳，极容易受寒，睡觉的时候一定要盖好被子，不使背部受寒。此外，捏背是很好的后背养生法：俯卧，用拇指、食指和中指指腹捏起脊柱上面的肌肤，轻轻提起，从腰部开始，边捻动边向上走，一直到颈部。从下往上捏，一般捏3~5次，以皮肤微微发红为度。

排毒瘦身魔效

　　造成驼背的原因95%以上都是姿势不端正。人面狮身式能刺激并增强脊柱分支神经，按摩背部的经络，锻炼后背肌肉群，燃烧后背多余脂肪，消除背部酸痛和僵硬，矫正不良体态，预防驼背；还能锻炼手臂关节、心脏和颈部肌肉，刺激腹部、盆腔器官，有助于消除腹部脂肪，打造平坦美腹。

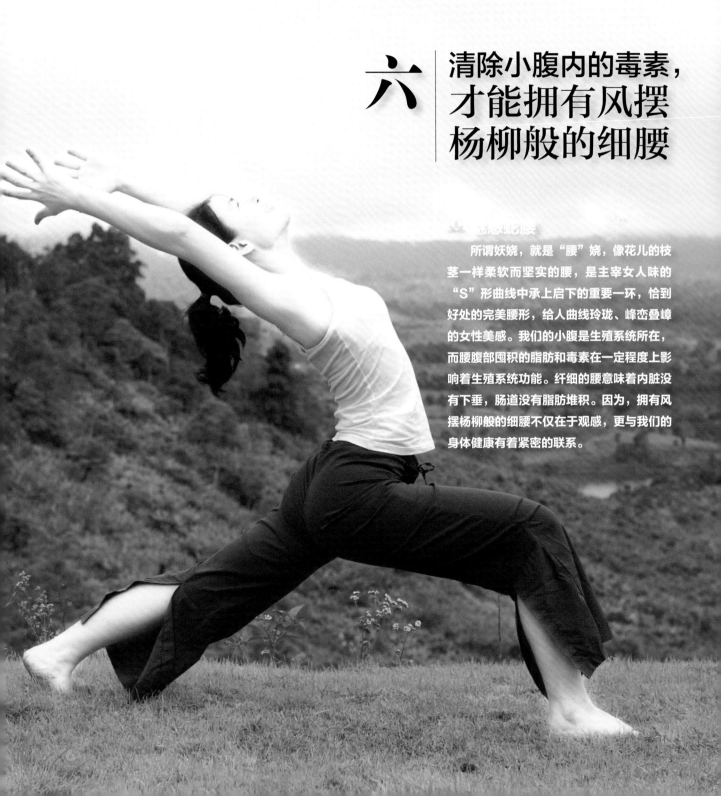

六 | 清除小腹内的毒素，才能拥有风摆杨柳般的细腰

妖娆小蛮腰

所谓妖娆，就是"腰"娆，像花儿的枝茎一样柔软而坚实的腰，是主宰女人味的"S"形曲线中承上启下的重要一环，恰到好处的完美腰形，给人曲线玲珑、峰峦叠嶂的女性美感。我们的小腹是生殖系统所在，而腰腹部囤积的脂肪和毒素在一定程度上影响着生殖系统功能。纤细的腰意味着内脏没有下垂，肠道没有脂肪堆积。因为，拥有风摆杨柳般的细腰不仅在于观感，更与我们的身体健康有着紧密的联系。

蛇腰的烦恼	瑜伽带来的惊喜
● 赘肉堆积成"游泳圈"	● 按摩腰腹部脏器
● 腹部肌肉萎缩	● 加快腹部脂肪代谢
● 尴尬的妊娠纹	● 打造紧致肌肉曲线
● 腹部肌肤粗糙无光泽	● 提升下垂脏器
● 小腹胀、水肿	● 加强腹腔脏器排毒功能
● 小肚腩明显	● 快速代谢多余水分
● 便秘导致腹部肿胀	
● 腹部脏器毒素堆积	

排毒瘦腰腹瑜伽按摩到的穴位及手法

大横穴 高脂肪饮食和运动不足会导致肠道堆积大量的脂肪，不仅会使血脂升高，还会让体重、腰围增加之余面泛油光，严重影响到我们的健康和美丽。

位置：任脉的神阙穴（肚脐）旁开4寸处。

功效：通便，排除肠道内的油脂，减轻体重，消除腰腹赘肉，降低血脂。

按摩手法：双手食指指端同时按压，以圈状按摩100次。

天枢穴 宿便是肠内毒素的主要来源。宿便在体内堆积会导致便秘、腹胀，长此以往，不仅诱发痘痘，还会使苗条的身材走样，长出难看的小肚腩。

位置：在肚脐两边各三指宽处（旁开2寸）。

功效：天枢穴与胃肠道联系紧密，对调节肠道有明显的双向性治疗，既能止泻，又能通便。长期保养按摩此穴能确保肠道健康，清除肠道内累积的宿便，轻松消减堆积在腰腹的赘肉。

按摩手法：睡前用双手食指指端同时回环揉动天枢穴50～100次，逆时针和顺时针方向重复1次。

丰隆穴 肠道垃圾过多，会对新陈代谢造成影响，使情绪压力增加的同时，面色变得越来越晦暗憔悴。

位置：于小腿前外侧，在外踝尖上8寸，距胫骨前缘二横指（中指）。

功效：经常按摩丰隆穴，不仅可以清除肠内垃圾，还可以调节自身的新陈代谢，从而达到减肥、减压、放松的作用。

按摩手法：用拇指指端略微用力按压，以略感疼痛为基准，按住5秒后松开，双手交替互按3～5分钟。

足三里穴 腰腹部毒素的堆积，会造成女性内分泌失调，导致肤色暗淡、缺乏光泽，严重的甚至会诱发色斑。

位置：外膝眼下3寸，胫骨前缘约一横指处。

功效：能有效地排出腰腹部堆积的毒素，从而缩减腰围、减轻斑纹、恢复皮肤的光彩及弹性。

按摩手法：用双手拇指指端同时以圈状按压50次，稍微用力。

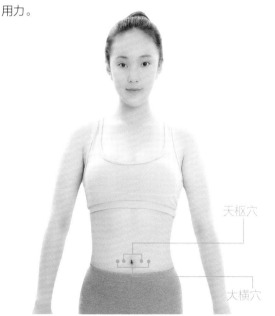

排毒瘦腰腹瑜伽第一式
抱膝压腹式

快瘦指数：★★★★
燃脂指数：★★★★
呼吸方式：腹式呼吸
修炼次数：2次

加强髋关节和腹部肌肉力量，按摩腹部器官，消除胀气、下腹痉挛及便秘。

伸展脊柱、拉伸颈部肌肉。

练习步骤

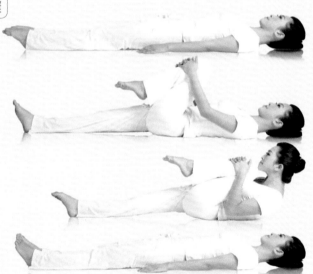

1 仰卧，两腿伸直，双臂放于身体两侧，掌心贴地。

2 吸气，屈左膝，双手十指交叉，抱住左腿。

3 左大腿尽量靠近胸腹部，抬起颈部，用下巴去触碰膝盖。

4 呼气，身体慢慢还原至初始姿势。换另一条腿重复练习。

排毒瘦身魔效

　　抱膝压腹式也称为炮弹功，在练习时双手抱膝，尽量使膝盖、大腿靠近胸腹部。注意力集中在动作和呼吸的配合上，感受深层呼吸为全身带来的放松感，在一呼一吸间排出身体的浊气和毒素。这个体式能加强髋部和腹部肌肉的力量，按摩腹腔脏器，消除胀气、下腹痉挛和便秘；还能伸展颈部和脊柱肌肉，放松后腰，调节生殖系统。

排毒瘦腰腹瑜伽第二式
半月式

快瘦指数：★★★★★
燃脂指数：★★★★★
呼吸方式：腹式呼吸
修炼次数：1次

刺激新陈代谢，增强血液循环及全身排毒功能。

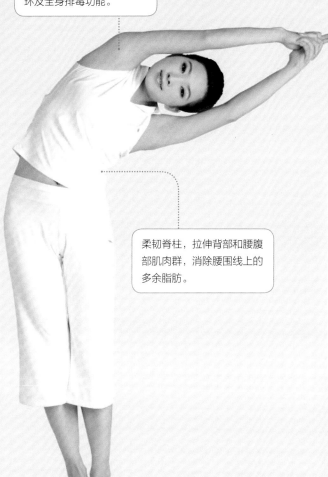

柔韧脊柱，拉伸背部和腰腹部肌肉群，消除腰围线上的多余脂肪。

排毒瘦身魔效

半月式能全面滋养上半身，按摩身体多个经络，打通任督二脉，让身体主渠道畅通无阻，真气旺盛，身体功能得到护养。这个体式向左右侧下弯时可以全面拉伸侧腰肌，重点锻炼腹外斜肌；向正前方前倾下压时能刺激腹部肌肉群、背阔肌和臀大肌，按摩腹部脏器，促进消化；向后下压伸展时可以使脊柱更柔韧，拉伸背部肌肉和腿部肌腱，加快新陈代谢，增强血液循环及全身排毒功能。

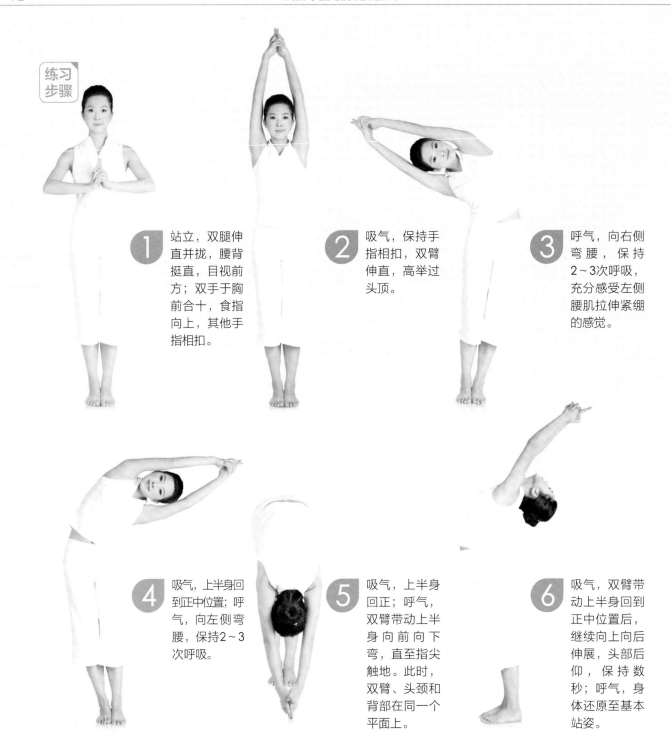

练习
步骤

1 站立，双腿伸直并拢，腰背挺直，目视前方；双手于胸前合十，食指向上，其他手指相扣。

2 吸气，保持手指相扣，双臂伸直，高举过头顶。

3 呼气，向右侧弯腰，保持2~3次呼吸，充分感受左侧腰肌拉伸紧绷的感觉。

4 吸气，上半身回到正中位置；呼气，向左侧弯腰，保持2~3次呼吸。

5 吸气，上半身回正；呼气，双臂带动上半身向前向下弯，直至指尖触地。此时，双臂、头颈和背部在同一个平面上。

6 吸气，双臂带动上半身回到正中位置后，继续向上向后伸展，头部后仰，保持数秒；呼气，身体还原至基本站姿。

排毒瘦腰腹瑜伽第三式
船式

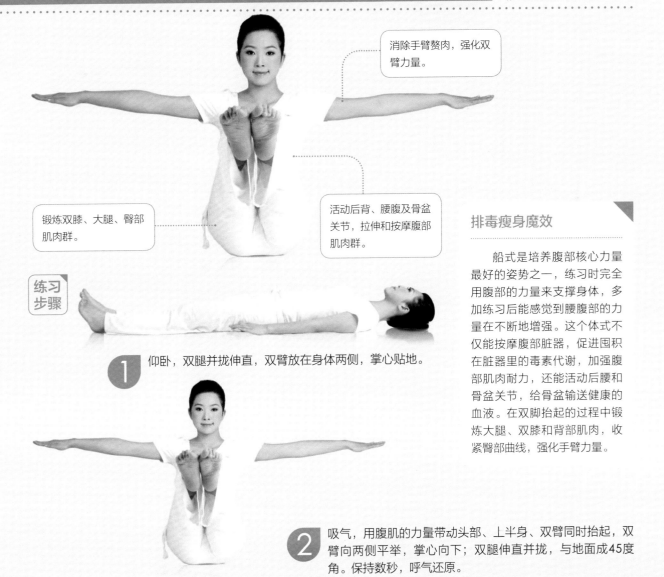

消除手臂赘肉，强化双臂力量。

锻炼双膝、大腿、臀部肌肉群。

活动后背、腰腹及骨盆关节，拉伸和按摩腹部肌肉群。

练习步骤

1 仰卧，双腿并拢伸直，双臂放在身体两侧，掌心贴地。

2 吸气，用腹肌的力量带动头部、上半身、双臂同时抬起，双臂向两侧平举，掌心向下；双腿伸直并拢，与地面成45度角。保持数秒，呼气还原。

排毒瘦身魔效

　　船式是培养腹部核心力量最好的姿势之一，练习时完全用腹部的力量来支撑身体，多加练习后能感觉到腰腹部的力量在不断地增强。这个体式不仅能按摩腹部脏器，促进囤积在脏器里的毒素代谢，加强腹部肌肉耐力，还能活动后腰和骨盆关节，给骨盆输送健康的血液。在双脚抬起的过程中锻炼大腿、双膝和背部肌肉，收紧臀部曲线，强化手臂力量。

排毒瘦腰腹瑜伽第四式
鸽子式

快瘦指数：★ ★ ★ ★ ★
燃脂指数：★ ★ ★ ★ ★
呼吸方式：腹式呼吸
修炼次数：1次

扩展胸部，加快胸部血液循环，调节胸腺分泌。

拉伸和按摩腹部肌肉群，加速脂肪代谢。

紧致腿部肌肉，减少大腿多余脂肪，防止臀部下垂。

排毒瘦身魔效

鸽子式也叫侧鸽式，体式特点是能使脊柱和腰腹周围的肌肉全都受到挤压，对整个神经系统，尤其是脊柱神经有极好的补养效果；全面按摩到了身体各大淋巴系统，加速毒素的代谢和脂肪群的燃烧。这个体式通过扭曲上身躯干，加速腹部脂肪代谢和加快胸部的血液循环，调节胸腺分泌；同时健脾胃，活化胰腺功能，拉伸和按摩腹腔及盆腔脏器，促进激素分泌。腿部上抬的动作能紧致双腿肌肉，减少大腿脂肪，防止臀部下垂。

练习
步骤

1 长坐在地面上，左脚脚后跟收至会阴处，左手自然垂放；右腿自然向外侧打开，右臂搭放在右腿膝盖上，腰背挺直，目视前方。

2 右手抓住右脚，使右脚脚跟靠近腰间；吸气，用右肘弯套住右脚；伸出左手，使左右手于胸侧十指相扣。

3 呼气，左手绕至脑后，与右手相扣，胸腔前推，眼睛看向左上方。保持数秒，身体还原，换另一侧重复练习。

排毒瘦腰腹瑜伽第五式
磨豆功

快瘦指数：★★★★
燃脂指数：★★★★
呼吸方式：腹式呼吸
修炼次数：1次

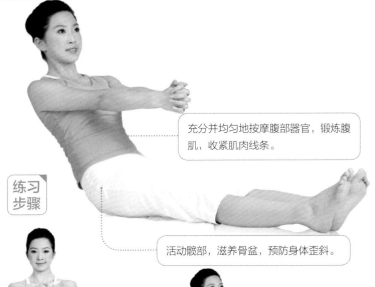

充分并均匀地按摩腹部器官，锻炼腹肌，收紧肌肉线条。

活动髋部，滋养骨盆，预防身体歪斜。

练习步骤

排毒瘦身魔效

　　练习磨豆功时意识应放在腰腹部，细心感受腰腹部的变化和收紧。磨豆功可以强化腹腔器官的排毒功能，全面扭转的动作可按摩腹部器官，加速毒素和多余水分的排出，刺激脊柱周围32对神经；同时促进腺体迅速分泌，加速血液循环，改善便秘和腹部胀气，让腰腹健康地瘦下来。同时还能活动髋部、腿后肌腱和双臂，美化全身肌肉线条。

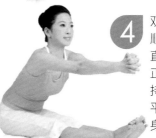

1 长坐，双腿伸直并拢，吸气，双手相扣，双臂前伸且平行于地面。

2 呼气，在保持双臂平行于地面的情况下，上半身尽量向后倾。

3 吸气，双臂带动躯干向右移动，身体随之向右倾。

4 双臂带动身体顺时针绕圈，直至身体还原正中位置，保持双臂与地面平行；呼气，身体向前倾。

5 吸气，双臂带动躯干向左绕圈，身体随之向左倾。

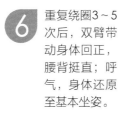

6 重复绕圈3～5次后，双臂带动身体回正，腰背挺直；呼气，身体还原至基本坐姿。

排毒瘦腰腹瑜伽第六式
猫式

快瘦指数：★ ★ ★ ★ ★
燃脂指数：★ ★ ★ ★
呼吸方式：腹式呼吸
修炼次数：1次

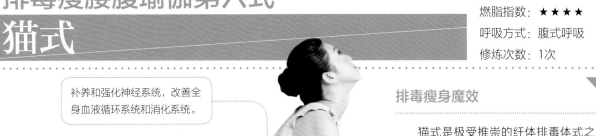

补养和强化神经系统，改善全身血液循环系统和消化系统。

按摩腹部脏器，收紧腰腹肌肉，激发腰腹部力量，加速脂肪的代谢和燃烧。

排毒瘦身魔效

　　猫式是极受推崇的纤体排毒体式之一，练习时好像在模仿猫伸懒腰的动作，其绝妙之处在于能同时放松肩颈，滋养脊柱，收紧背部及腰腹肌肉，拉伸臀大肌，护养全身最重要的"排毒管道"——膀胱经，让身体处于完全放松和精神愉悦的健康状态。练习时意识应集中感受腰腹部肌肉的紧绷感和脊柱的伸展、压缩，有助于强化神经系统，改善全身血液循环，消除痛经，护养身心。

练习步骤

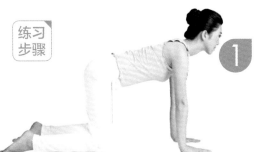

1 身体呈四脚板凳状跪立，双手掌和双膝着地，脚背贴地；双臂、双膝分开，与肩同宽，双臂、双腿垂直于地面。

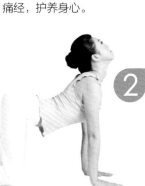

2 吸气，同时抬头、提臀、挺胸，双眼尽量向上看。

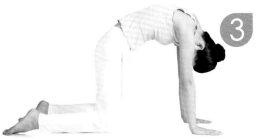

3 呼气，低头，含胸弓背，收紧腹部肌肉，尽量用下巴触碰锁骨，臀部尽量向下沉，大腿始终垂直于地面。

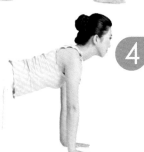

4 重复做5~10次练习后，休息放松，身体还原至初始跪姿。

排毒瘦腰腹瑜伽第七式
虎式

快瘦指数：★★★★★
燃脂指数：★★★★★
呼吸方式：腹式呼吸
修炼次数：1次

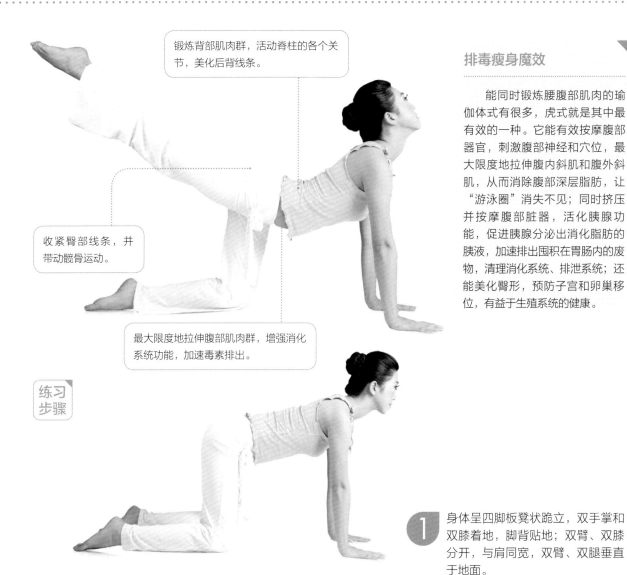

锻炼背部肌肉群，活动脊柱的各个关节，美化后背线条。

收紧臀部线条，并带动髋骨运动。

最大限度地拉伸腹部肌肉群，增强消化系统功能，加速毒素排出。

练习步骤

排毒瘦身魔效

　　能同时锻炼腰腹部肌肉的瑜伽体式有很多，虎式就是其中最有效的一种。它能有效按摩腹部器官，刺激腹部神经和穴位，最大限度地拉伸腹内斜肌和腹外斜肌，从而消除腹部深层脂肪，让"游泳圈"消失不见；同时挤压并按摩腹部脏器，活化胰腺功能，促进胰腺分泌出消化脂肪的胰液，加速排出囤积在胃肠内的废物，清理消化系统、排泄系统；还能美化臀形，预防子宫和卵巢移位，有益于生殖系统的健康。

1 身体呈四脚板凳状跪立，双手掌和双膝着地，脚背贴地；双臂、双膝分开，与肩同宽，双臂、双腿垂直于地面。

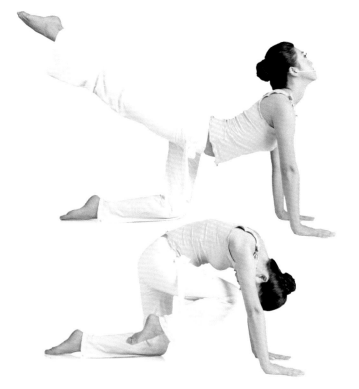

2 吸气，抬头、提臀、挺胸的同时右腿向后蹬出，尽量抬高右腿，身体重心上提。

3 呼气，低头，收缩腹部，用右膝盖去触碰鼻尖。保持3次自然呼吸，换另一侧重复练习。

分享拥有杨柳细腰的秘密

当圆嘟嘟的宋慧乔转变形象，在屏幕上展现出纤细身姿时，人们纷纷打听是什么纤体秘籍让她摆脱了小肚子，答案就是坚持在清晨空腹喝一杯柠檬水。它能非常有效地帮助肠道蠕动，促进体内毒素排出，最适用于因便秘形成小肚腩的美女。另外一个瘦腰的简单方法就是按摩带脉。躺在床上，用手轻捶自己的腰部左右两侧，100次以上就可以了。人体的经脉都是上下纵向而行的，只有带脉是横向环绕一圈，就像一条带子缠在腰间。经常轻捶带脉不仅可以减掉腹部赘肉，还可以辅助治疗很多妇科疾病。

经络美人

"腹脑"很重要

腹部又被称为我们的第二脑，从身体结构来讲，是全身神经传导物质数量仅次于脑部的部位，所以被称为"第二脑"。要判断一个人是否健康，从她（他）的腹部就可以看出端倪，因为情绪波动和过大的压力都极容易反映在腹部上。如果一个人的新陈代谢、内分泌和精神都是正常状态的话，腹部往往都比较平坦，反之，腹部就容易囤积大量脂肪，表现为出现小腹、下腹部凸出等。研究发现，肠道除了具有消化功能之外，还有复杂的感知传递信息功能，美国纽约哥伦比亚大学神经学家迈克尔认为，每个人都有第二个大脑，它位于人体的腹部，负责消化食物，接受信息、声音、颜色和外界的刺激。"腹脑"实际上是一个胃肠的神经系统，拥有大约一千亿个神经细胞，与大脑的细胞数量相等。在成长过程中经历生离死别等大悲大痛的人，长大后极易罹患胃肠方面的疾病。

打造流畅诱人电臀，
成就凹凸有致"S"形曲线　七

极品电臀

女性都渴望拥有下半身完美的曲线，而挺翘曼妙的臀部就是展现玲珑惹火身材的终极目标。臀部是决定"S"形曲线的关键，但不是每个女性天生都拥有完美的臀形，再加上日常不良生活习惯以及缺乏运动的影响，肥腻的赘肉离我们越来越近，骄傲的翘臀却离我们越来越远。瑜伽可以改善各种臀部问题，同时还能锻炼臀部周边的肌肉群，修饰出流畅完美的臀部线条，并能按摩臀部淋巴系统，加速囤积的毒素和水分排出体外。

电臀的烦恼	瑜伽带来的惊喜
● 赘肉囤积成"大妈臀"	● 快速消除臀部赘肉
● 毫无臀形可言	● 雕塑有型臀部曲线
● 臀部肌肉"隐藏至深"	● 收紧臀部两边肌肉
● 臀部扁平下垂	● 提高臀线，避免下垂
● 肌肤松垮无弹性	● 加强下半身代谢
● 梨形身材拥有者	● 击退松弛皱褶肌肤
	● 紧致美化臀部皮肤

排毒美臀瑜伽按摩到的穴位及手法

美臀按摩术　圆翘的臀部诉说了与地心引力抗争的可能，并为轻熟女的性感增色不少。

位置： 整个臀部。

功效： 以此按摩术按摩臀部，可以加速下半身代谢，加快臀部毒素排出，增强肌肤的弹性，配合按摩关元俞穴、胞盲穴、环跳穴能消除臀部多余脂肪，使臀形变得丰满圆润又不失挺翘。

按摩手法： 受术者俯卧，术者以双掌叠加后按捏受术者一侧臀部，反复揉捏2分钟后换另一侧臀部。双手捏住两边臀部肌肉，反复用力捏揉2分钟；双手掌叠加，将掌根置于一侧臀部上方的关元俞穴处，向外下方推压，经过胞盲穴至环跳穴止，以此反复推按2分钟；以一肘尖置于一侧环跳穴处，并将上半身力量集中于肘尖处，由轻而重地持续按压1分钟；最后双手食指并拢，有节奏地叩击臀部以放松。

承扶穴　圆翘的臀部是拥有魔鬼身材的关键，而在夏天单薄衣衫包裹下，若隐若现的玲珑惹火身材是美臀的终极目标。

位置： 承扶穴位于左右臀下臀横纹中点。

功效： 经常按压承扶穴，能改善臀部肌肉松弛现象，同时有效地刺激臀后脂肪，促进脂肪群的分解和燃烧，对改善臀部肥大很有效果。

按摩手法： 以一手掌根部置于臀下方的承扶穴处，稍微用力按揉2分钟。

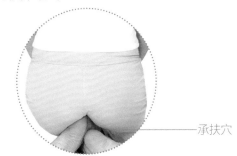

承扶穴

排毒美臀瑜伽第一式
半蝗虫一式

快瘦指数：★★★★
燃脂指数：★★★★
呼吸方式：腹式呼吸
修炼次数：1次

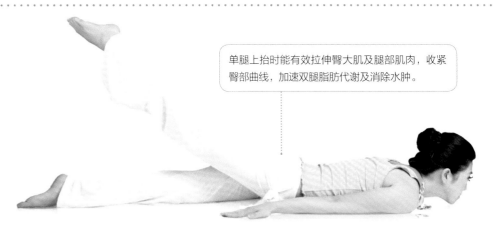

单腿上抬时能有效拉伸臀大肌及腿部肌肉，收紧臀部曲线，加速双腿脂肪代谢及消除水肿。

排毒瘦身魔效

半蝗虫一式中的踢腿姿势带来的爆发力让臀部变得紧致，还能改善肌肉松弛现象，使下垂的的臀部得到提升；同时充分锻炼臀中肌和臀大肌，有效地刺激后多余脂肪的分解和燃烧，对塑造紧实、不下垂的臀部具有极佳效果；可在运动过程中按摩骨盆区域，放松后腰部深层肌肉，缓解坐骨神经痛，加强大腿肌肉的力量。

练习步骤

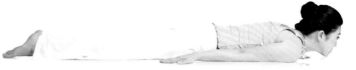

1 俯卧，下巴点地，双臂放于身体两侧，掌心贴地。

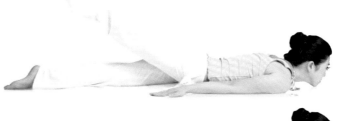

2 吸气，掌心向下按，收紧臀部，右腿抬高，左腿用力向下抵住地面以使右腿抬得更高，保持3个呼吸时长。

3 右腿轻轻放回地面，手掌放松并保持贴地。呼气放松，换左腿重复练习。

排毒美臀瑜伽第二式
擎天式

快瘦指数：★★★★
燃脂指数：★★★★★
呼吸方式：腹式呼吸
修炼次数：2次

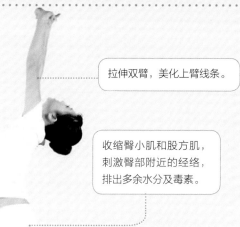

拉伸双臂，美化上臂线条。

收缩臀小肌和股方肌，刺激臀部附近的经络，排出多余水分及毒素。

排毒瘦身魔效

　　臀部缺乏锻炼，就很容易松弛下垂，通过有效的锻炼可以使臀部下垂现象得到改善，从而塑造出流畅的臀部曲线。擎天式通过踮起脚尖，拉伸整个身体，能够收缩臀小肌和股方肌，锻炼并按摩到臀部，刺激臀部附近的经络，排出囤积在此的多余水分，从而将整个臀部提升起来，美化臀形。用力踮起脚尖时还能锻炼小腿后的腓肠肌，小腿粗壮、肌肉线条粗的女性可以多加练习。

练习步骤

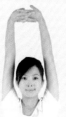

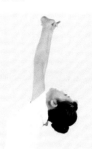

1 站立，双腿分开，与肩同宽，双臂自然垂放于体侧。

2 十指于胸前交叉，吸气，双臂向上伸展，高举过头顶，随即翻转掌心向上。

3 踮起脚尖至极限，绷紧腰部，头往后仰，眼睛看向正上方，保持数秒。呼气，还原，身体还原至基本站姿。

排毒美臀瑜伽第三式
舞王式

快瘦指数：★ ★ ★ ★
燃脂指数：★ ★ ★ ★ ★
呼吸方式：腹式呼吸
修炼次数：1次

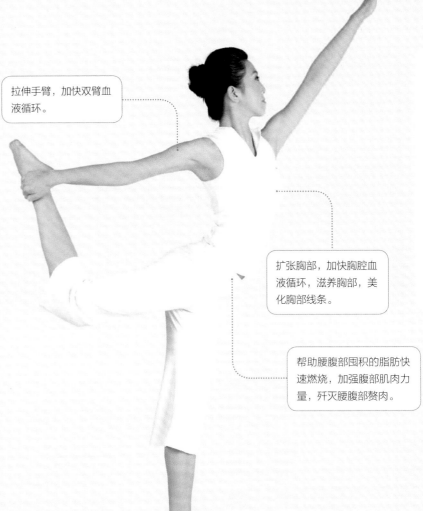

拉伸手臂，加快双臂血液循环。

扩张胸部，加快胸腔血液循环，滋养胸部，美化胸部线条。

帮助腰腹部囤积的脂肪快速燃烧，加强腹部肌肉力量，歼灭腰腹部赘肉。

排毒瘦身魔效

　　舞王式是高难度的平衡动作，也是女明星们在屏幕前最喜欢演示的体式，因为它能尽显女性均衡与优雅的淑女姿态。练习时要调动腰背和臀部的力量去控制平衡，能极好地增强身体的协调性，加速全身血液循环与新陈代谢，加强身体的排毒功能。这个体式能极好地刺激和挤压臀中肌和臀大肌，优化腹肌和背肌的力量；还能加强腿部肌肉力量，增强掌握平衡和集中注意力的能力。

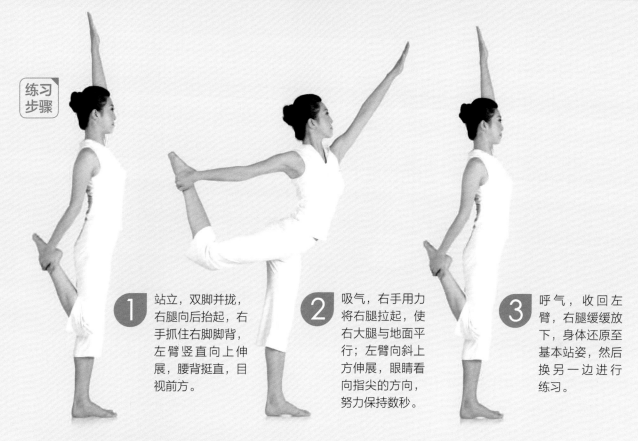

1 站立，双脚并拢，右腿向后抬起，右手抓住右脚脚背，左臂竖直向上伸展，腰背挺直，目视前方。

2 吸气，右手用力将右腿拉起，使右大腿与地面平行；左臂向斜上方伸展，眼睛看向指尖的方向，努力保持数秒。

3 呼气，收回左臂，右腿缓缓放下，身体还原至基本站姿，然后换另一边进行练习。

分享拥有极品电臀的秘密

　　透气性差的裤子会让臀部肌肤难以"呼吸"，长期久坐更会让臀部在摩擦中加剧角质化，引起色素沉着，暗淡无光的"黑臀"随之产生。臀部肌肤老化速度在全身所有肌肤里堪称最快，洗澡时应先用冷水冲一下臀部，让皮肤的毛孔收缩，然后用橄榄油涂抹在臀部上，并按摩5分钟后用水冲掉。在沐浴完成后使用带有保湿和果酸成分的美白润肤露，能为干燥的臀部肌肤补充水分，去除老化角质层，加速新细胞的生长，活肤去皱，不久你的臀部肌肤将变得紧致而有光泽。

经络美人

超轻松日常美臀法

　　如果是因为后天原因造成的臀部不完美，那么只要在日常生活中留心一些小动作，就可以摆脱梨形身材，找回诱人弧线。

　　夹臀运动：不管何时何地，站立时稍微分开双腿，两脚呈外八字，用力夹起臀部，坚持一会儿再放松，然后再夹紧。坚持一段时间，你会发现臀部越来越挺翘饱满。

　　洗碗运动：每天利用枯燥的5分钟洗碗时间来锻炼后腰和臀部肌肉，美丽的腰臀线条极易打造。首先两手放在厨房水槽边支撑身体，上半身微微前倾，然后向斜后方45度伸直抬起右腿，在空中保持2秒后再恢复原始姿势，换左腿重复练习，整套动作可多练习几遍。

排毒、消水肿，远离静脉曲张，3D美腿闪现健康光泽

⚘ 名模美腿

　　紧致而富有弹性的腿部线条，能随意地展现出高雅的芭蕾气质和温柔的淑女气息。拥有绝美的模特般3D腿形是每个女性的美丽目标。看着名模们在T台上自信地摇曳身姿，其实她们最闪光的地方永远都是那双白皙纤美的双腿。吴佩慈总结过，绝佳的美腿有三个要求：一是膝盖没有赘肉；二是脚踝要纤细紧致；三是小腿肚高。如果这三个条件都达到了，那恭喜你，赶紧穿上魅惑的超短裙出去炫耀吧！反之，请更为勤快地进行瑜伽锻炼，记住，没有丑女人，只有懒女人。

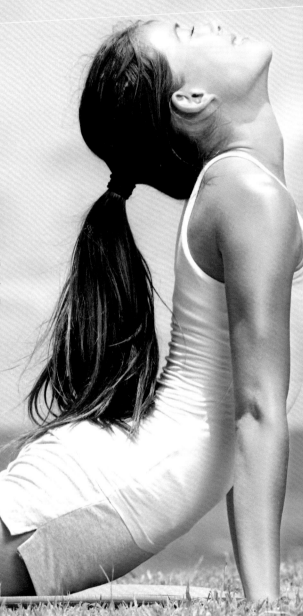

美腿的烦恼	瑜伽带来的惊喜
● 大腿赘肉肥厚	● 消除囤积的赘肉
● 尴尬的肌肉腿	● 打通腿部经络
● 膝盖积满赘肉	● 促进腿部淋巴排毒
● 小腿扁大厚实	● 排清废物，清除水肿
● 小脚肚僵硬无形	● 按摩双腿肌肉群
● 脚踝水肿粗犷	● 紧致腿部曲线
● 静脉曲张	● 缓解静脉曲张现象
	● 紧致纤美脚踝

排毒美腿瑜伽按摩到的穴位及手法

风市穴 现代人多吃少动的不良生活习惯往往会造成腿部的锻炼度严重不足，久而久之，两腿的脂肪群就会迅速堆积，长出异常难减的大腿赘肉。大腿两侧的赘肉不但严重影响双腿美感，让你和低腰裤、超短裙、热裤绝缘，同时也大大增加了双腿的负担，对健康有害无益。

位置：正常站立，手臂自然下垂时，中指指尖正好触及的位置就是风市穴所在。

功效：按压风市穴有助于加快整个腿部，特别是大腿的血液循环，有利于改善因长期缺乏运动导致的浮肿性肥胖。

按摩手法：使用拇指指腹稍用力按压此穴位，以画圈的方式按摩5分钟。

阴陵泉穴 疲劳、久坐不动都会使水分在腿部堆积，导致双腿浮肿，这样不仅严重影响形体的美观，还让美丽的鞋子变成了一种束缚和折磨。

位置：位于小腿内侧，胫骨内侧髁后下方的凹陷处。

功效：阴陵泉穴为脾经合穴，经常按压有健脾渗湿、通利小便的功效，可加速排出体内多余的水分，消除腿部浮肿。

按摩手法：使用拇指指腹稍用力按压此穴位，以画圈的方式按摩2分钟。

足三里穴 女性长时间穿着高跟鞋会使腿部肌肉群长期处于紧张和倾斜的状态，长此以往会导致脚部的血管受阻并随之凸显，不仅让我们的美丽大打折扣，还影响到了整个下半身的血液循环和代谢能力，有损健康。

位置：把腿弯曲时，外膝眼直下四横指处就是足三里穴所在。

功效：按摩足三里穴，不仅可以消除脚部的肿胀和疼痛感，还能舒缓脚部紧张疲惫的经络，加速血液循环，使腿部看起来紧致轻盈。

按摩手法：稍有力度地按压此穴，并以打圈的方法按摩3~5分钟。

太溪穴 脚部位于身体的末端，现在女性因为缺乏运动或是自身的血液循环不佳，都会导致脚部习惯性冰冷、麻痹，脚部皮肤也会干燥无光泽。

位置：太溪穴位于两足内侧，内踝后方，内踝尖与脚跟腱之间的凹陷处。

功效：经常按摩太溪穴，具有通经活络、改善血液循环、提高双腿代谢力、滋养腿部皮肤的功效。

按摩手法：用食指、中指、无名指指腹共同按压此穴位，按顺时针、逆时针按压各100次。

复溜穴 高跟鞋的高度似乎往往与舒适度成反比，鞋跟过高或鞋底过硬都会使脚底甚至是整个腿部一整天都受尽煎熬、疼痛无比。

位置：复溜穴位于小腿内侧，太溪穴直上2寸，脚跟腱的前方。

功效：按摩复溜穴，可以疏通双腿经络，有效缓解腿部的肿胀和疼痛，消除脚部和脚跟的疲劳与酸胀感。

按摩手法：用双手拇指指腹按压此穴位，力度稍强，以打圈的方式按摩60次以上。

排毒美腿瑜伽第一式
平衡式

快瘦指数：★★★★
燃脂指数：★★★★
呼吸方式：腹式呼吸
修炼次数：2次

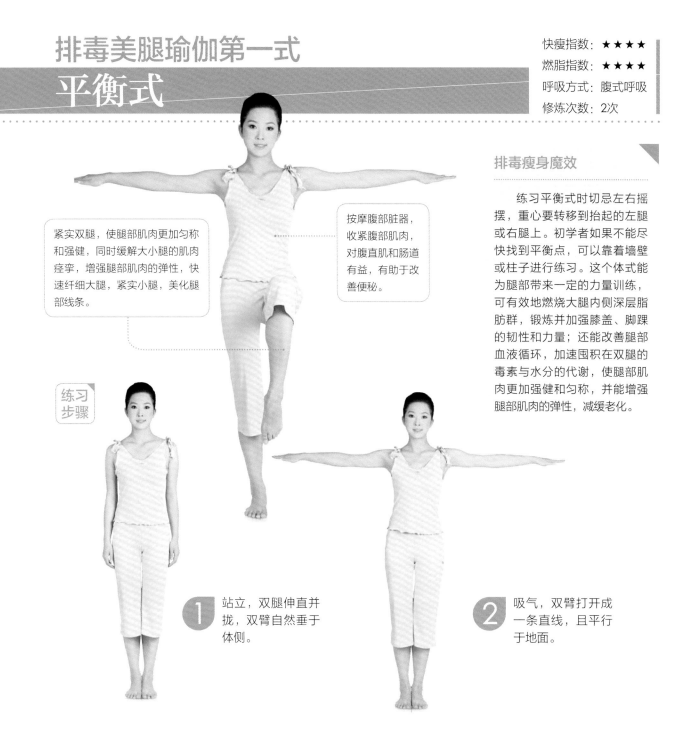

紧实双腿，使腿部肌肉更加匀称和强健，同时缓解大小腿的肌肉痉挛，增强腿部肌肉的弹性，快速纤细大腿，紧实小腿，美化腿部线条。

按摩腹部脏器，收紧腹部肌肉，对腹直肌和肠道有益，有助于改善便秘。

排毒瘦身魔效

练习平衡式时切忌左右摇摆，重心要转移到抬起的左腿或右腿上。初学者如果不能尽快找到平衡点，可以靠着墙壁或柱子进行练习。这个体式能为腿部带来一定的力量训练，可有效地燃烧大腿内侧深层脂肪群，锻炼并加强膝盖、脚踝的韧性和力量；还能改善腿部血液循环，加速囤积在双腿的毒素与水分的代谢，使腿部肌肉更加强健和匀称，并能增强腿部肌肉的弹性，减缓老化。

练习步骤

1 站立，双腿伸直并拢，双臂自然垂于体侧。

2 吸气，双臂打开成一条直线，且平行于地面。

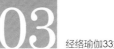

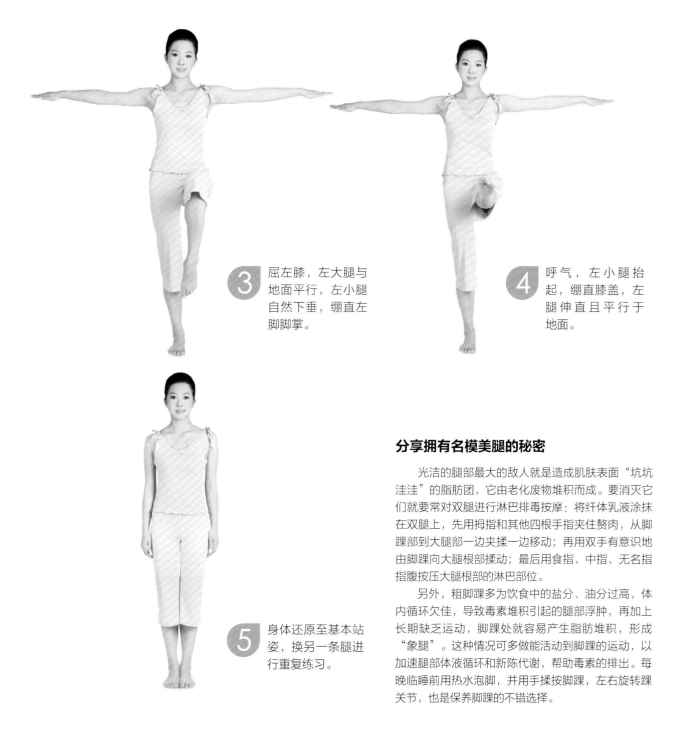

3 屈左膝，左大腿与地面平行，左小腿自然下垂，绷直左脚脚掌。

4 呼气，左小腿抬起，绷直膝盖，左腿伸直且平行于地面。

5 身体还原至基本站姿，换另一条腿进行重复练习。

分享拥有名模美腿的秘密

光洁的腿部最大的敌人就是造成肌肤表面"坑坑洼洼"的脂肪团，它由老化废物堆积而成。要消灭它们就要常对双腿进行淋巴排毒按摩：将纤体乳液涂抹在双腿上，先用拇指和其他四根手指夹住赘肉，从脚踝部到大腿部一边夹揉一边移动；再用双手有意识地由脚踝向大腿根部揉动；最后用食指、中指、无名指指腹按压大腿根部的淋巴部位。

另外，粗脚踝多为饮食中的盐分、油分过高，体内循环欠佳，导致毒素堆积引起的腿部浮肿，再加上长期缺乏运动，脚踝处就容易产生脂肪堆积，形成"象腿"。这种情况可多做能活动到脚踝的运动，以加速腿部体液循环和新陈代谢，帮助毒素的排出。每晚临睡前用热水泡脚，并用手揉按脚踝，左右旋转踝关节，也是保养脚踝的不错选择。

排毒美腿瑜伽第二式
战士二式

快瘦指数：★★★★★
燃脂指数：★★★★★
呼吸方式：腹式呼吸
修炼次数：1次

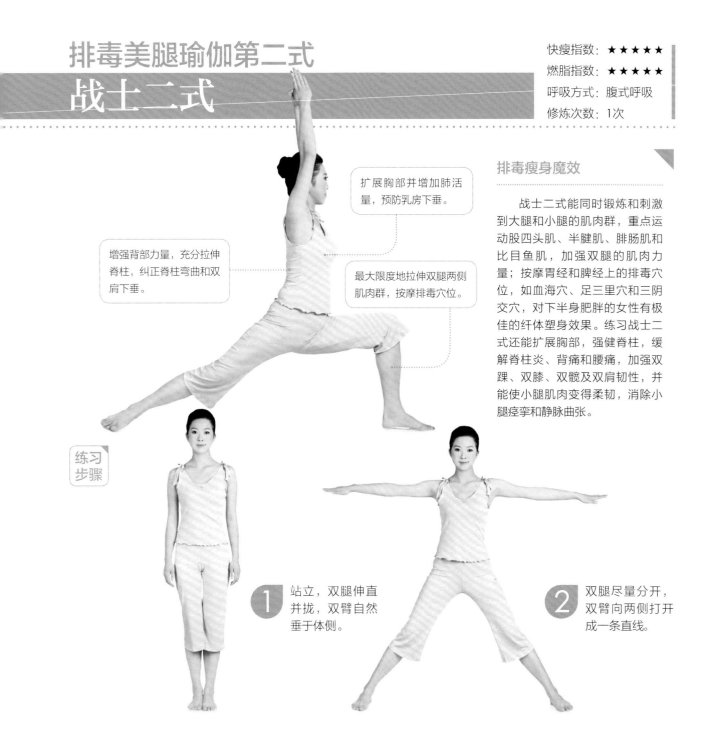

扩展胸部并增加肺活量，预防乳房下垂。

增强背部力量，充分拉伸脊柱，纠正脊柱弯曲和双肩下垂。

最大限度地拉伸双腿两侧肌肉群，按摩排毒穴位。

练习步骤

排毒瘦身魔效

　　战士二式能同时锻炼和刺激到大腿和小腿的肌肉群，重点运动股四头肌、半腱肌、腓肠肌和比目鱼肌，加强双腿的肌肉力量；按摩胃经和脾经上的排毒穴位，如血海穴、足三里穴和三阴交穴，对下半身肥胖的女性有极佳的纤体塑身效果。练习战士二式还能扩展胸部，强健脊柱，缓解脊柱炎、背痛和腰痛，加强双踝、双膝、双髋及双肩韧性，并能使小腿肌肉变得柔韧，消除小腿痉挛和静脉曲张。

1 站立，双腿伸直并拢，双臂自然垂于体侧。

2 双腿尽量分开，双臂向两侧打开成一条直线。

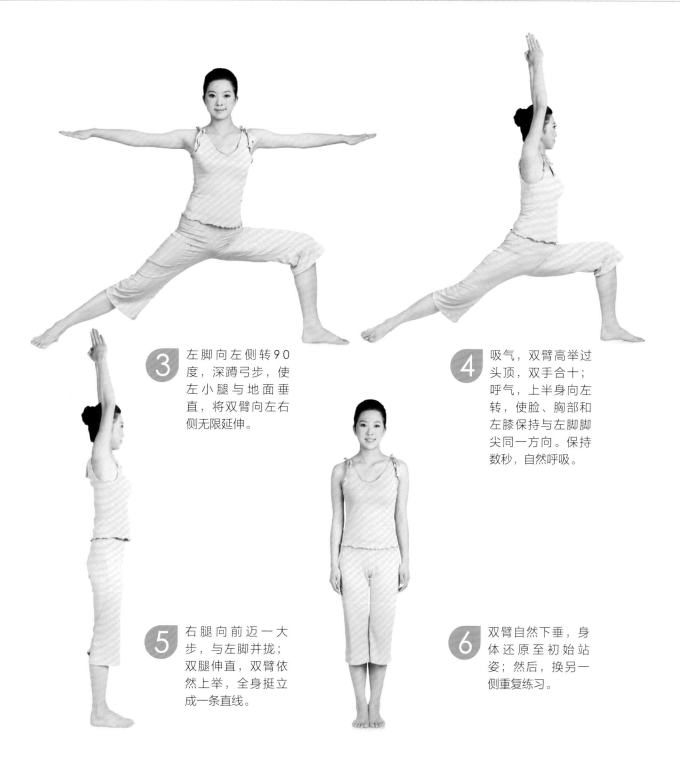

3 左脚向左侧转90度，深蹲弓步，使左小腿与地面垂直，将双臂向左右侧无限延伸。

4 吸气，双臂高举过头顶，双手合十；呼气，上半身向左转，使脸、胸部和左膝保持与左脚脚尖同一方向。保持数秒，自然呼吸。

5 右腿向前迈一大步，与左脚并拢；双腿伸直，双臂依然上举，全身挺立成一条直线。

6 双臂自然下垂，身体还原至初始站姿；然后，换另一侧重复练习。

排毒美腿瑜伽第三式
步步莲花式

快瘦指数：★★★★
燃脂指数：★★★★★
呼吸方式：腹式呼吸
修炼次数：1次

排毒瘦身魔效

　　步步莲花也称为蹬自行车式，练习时需用双脚来回交替，模拟在空中蹬自行车状，能全面拉伸大腿的股四头肌、股二头肌和小腿的腓肠肌，以及按压臀大肌，几乎锻炼到了腿部的重要肌肉群；能增强双腿的肌肉力量，加快脂肪的代谢速度，缓解静脉曲张，并能使疲劳的双腿恢复活力。运动的同时还能按摩腹部器官，消除胀气。因为要靠背部贴地支撑，所以可以刺激广布在背部的穴位，让身心达到平衡的最佳状态。

全面拉伸大腿和小腿的重要肌肉群，增强双腿力量，加速脂肪代谢，缓解静脉曲张。

按摩腹部器官，加速腹部脂肪的燃烧。

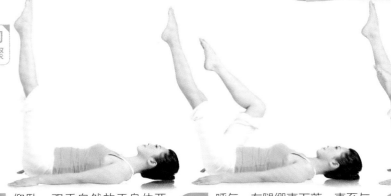

 练习步骤

① 仰卧，双手自然放于身体两侧，掌心贴地；吸气，双腿竖直上举，与地面保持垂直。

② 呼气，左腿绷直下落，直至与地面成60度角；右腿屈膝，大小腿呈直角状，大腿向胸口方向弯曲靠拢。

③ 吸气，双腿交换动作，右腿向斜上方伸直，左腿屈膝，向胸口方向弯曲；自然呼吸，双腿轮替，犹如在空中蹬自行车一般。

④ 呼气，双腿慢慢落地，身体仰卧休息。

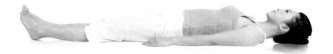

曲线比体重更重要，
全身排毒塑形没商量

九

魔鬼身材

颈长、胸挺、腰纤、腹平、臀翘、腿美、凹凸有致、玲珑曼妙的曲线，天使般娇媚的面容和魔鬼般魅惑的身材——谁不想拥有？但是别以为它们都是天方夜谭并遥不可及，只要坚持练瑜伽，曼妙的身段与优雅的气质从此必定与你相随。当镜子前的自己自信地穿起各季无袖、露肩、秀背、低腰、超短剪裁的时装，眸子里闪现出魅惑的眼神，此时此刻的你是否也被自己所吸引？相信自己，你也能拥有魔鬼身材。

魔鬼身材的烦恼

- 颈部粗壮，细纹涌现
- 赘肉掩盖肩部锁骨
- 手臂惊现"蝴蝶袖""麒麟臂"
- 胸部下垂，不饱满
- 腰部挂起数层"游泳圈"
- 小腹凸起，毫无腰线
- 臀部肥大，肌肉松弛
- 大腿粗壮，肌肉突出
- 小腿静脉曲张，脚踝肥大

瑜伽带来的惊喜

- 按摩全身肌肉
- 锻炼平时难运动的部位
- 打通全身经络
- 促进身体淋巴排毒
- 加强血液循环系统
- 修复身体功能
- 快速代谢囤积的脂肪群
- 滑嫩全身肌肤
- 塑造紧致肌肉曲线

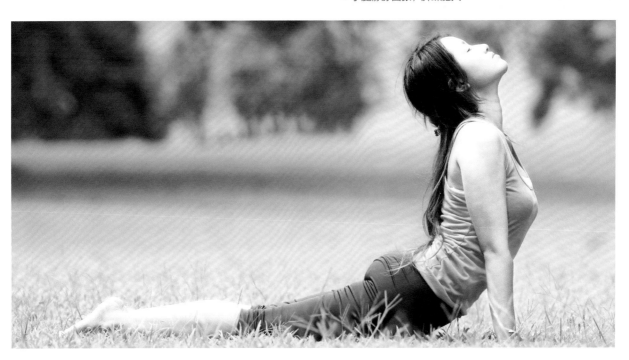

☁ 排毒塑形瑜伽按摩到的穴位及手法

穴位按摩瘦身术 减肥绝对不能妄想一夜暴瘦而相信无良广告商家的广告，胡乱服用那些含有违禁成分和化学制剂的减肥药。直接从调理人体经络入手的按摩瘦身术，比什么都有效，也比什么都更安全。

位置： 自人体面部起的各重点穴位，从上至下，由前往后进行按摩。

功效： 能升阳降阴，有振奋十四经经络之气、打通全身经络的作用；还可活血行气，防止气血淤滞，对于肥胖后难以减重的人群，尤其强壮的肥胖人有较好的疗效。

按摩手法： 揉睛明穴20~30次，按摩眼眶10圈，按印堂30次，揉太阳穴20~30次，分推前额10~20遍，推迎香（沿鼻两侧上推）10~20次，揉耳、捏耳30~40次，推听宫穴（中指在耳前、食指在耳后，反复上推）20~30次；指击头部（两手中指微屈，叩击头部）40~50次，揉百会穴30~50次，上推面颊20~30次，弹风池穴（揉擦大椎穴及肺俞穴）各20次；按揉脾俞穴及肾俞穴各30~40次，捶擦腰骶至腰热（先握拳捶，再反复下擦，继揉膻中穴）20~30次，按摩中脘穴（两手重叠，先逆时针再顺时针）各按摩50~60次，下推气海穴50次，擦胸部（两手配合呼吸，先擦胸，再斜擦小腹）各20~30次；拿按肩井穴及肩胛骨20~30次，按揉尺泽穴、手三里穴，对拿外关穴及合谷穴各20~30次，捻抹手指，每指3遍，擦上肢，内侧、外侧各5~7遍；下肢还需点风市穴，指尖叩击10~30次，拿按血海穴、阴陵泉穴、阳陵泉穴，按揉足三里穴、三阴交各20~30次，拳击下肢、搓下肢各7~10次，全身轻松精神爽。

循经按摩点穴减肥法 中华医学博大精深。从我国第一个有文字可考的朝代殷代开始就有了关于经络按摩的记载。《史记》中也详细记载了名医扁鹊如何以按摩手法来为人治病的事迹。

位置： 循脏腑经络的走向按摩一经或多经的穴位。

功效： 对于由一经或多经引起的脏腑病变所导致的肥胖有良效，一般重点在肺、脾、肾、胃、膀胱这5条经络之中。

按摩手法： 患者自然仰卧，术者循肺经、胃经、脾经走向进行按摩，点中府、云门、提胃、升胃、腹结、府舍、气海、关元等穴。换俯卧位，按摩膀胱经、点脾俞、胃俞、肾俞等穴，有并发症者加推相应经络和穴位。以上述手法每日按摩1次，每30次为一疗程。效果不佳者，间歇1周，再行第2个疗程。治疗期间要求患者限制食量，并逐渐增加体力活动量，让机体在一段时间内保持消耗量大于摄入量，从而消耗掉体内过剩的脂肪，达到减肥之目的。

排毒塑形瑜伽第一式
乾坤扭转式

快瘦指数：★★★★
燃脂指数：★★★★★
呼吸方式：腹式呼吸
修炼次数：2次

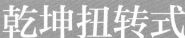
拉伸背部肌肉群，矫正脊柱。

绷直双臂，加速手臂脂肪燃烧。

刺激腹腔，按摩脾脏和肝脏，帮助内脏排毒。

排毒瘦身魔效

　　练习乾坤扭转式时两脚需大大分开，上半身弯至与地面平行，以此配合做扭腰的动作，能带动全身的肌肉群进行运动，特别是能增强腰部、背部和髋关节的力量，强化淋巴排毒系统，改善身体循环功能。这个体式能在拉伸旋转的过程中减少双臂赘肉，刺激腹腔，按摩脾脏和肝脏，帮助内脏排毒，收紧双腿肌肉群。因为脑部得到了充分的血液供给，还能减轻头痛、背痛和脊椎僵硬等职业病。

练习步骤

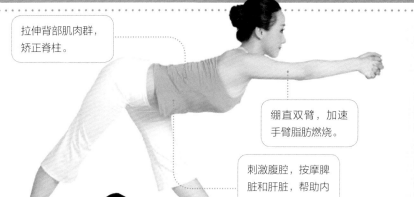

1 站立，双脚左右尽量分开，双手相扣；吸气，以髋关节为折点向前弯腰，双臂、上半身都与地面保持平行，双臂尽力向前延伸。

2 呼气，双手向右转动，用腰部力量带动上半身转动，直至极限。

3 吸气，身体回到正中位置；呼气，身体向左侧转动，直至极限。

4 吸气，双臂带动身体转回到正中的位置，目视前方。

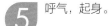

5 呼气，起身。

排毒塑形瑜伽第二式
战士三式

快瘦指数：★★★★★
燃脂指数：★★★★★
呼吸方式：腹式呼吸
修炼次数：2次

排毒瘦身魔效

练习战士三式需要极好的平衡能力，做动作时不要把重心放在脚跟上，这样反倒会阻碍身体平衡，而且还会导致胃部凸出。这个体式能使脊椎更强健，全面拉伸后背肌肉群，加强腹部器官的排毒能力，保持胃部肌肉紧致不下垂，增强腿部肌肉弹性，缓解大腿和小腿的肌肉痉挛，最终提升身体的平衡能力和注意力的集中度，激发身体活力，使体态更为优美动人。

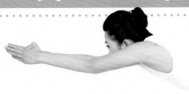

拉伸腰腹部及后背肌肉，滋养脊椎，缓解脊椎痛及背痛。

活动双腿肌肉群，增强肌肉弹性，缓解大腿和小腿的肌肉痉挛。

练习步骤

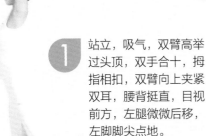
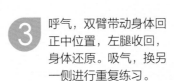
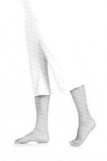

1 站立，吸气，双臂高举过头顶，双手合十，拇指相扣，双臂向上夹紧双耳，腰背挺直，目视前方，左腿微微后移，左脚脚尖点地。

2 呼气，上半身向前倾，双臂并拢伸直、向前伸展；吸气，左腿抬起，直至与地面平行。

3 呼气，双臂带动身体回正中位置，左腿收回，身体还原。吸气，换另一侧进行重复练习。

排毒塑形瑜伽第三式
加强侧伸展式

快瘦指数：★ ★ ★ ★ ★
燃脂指数：★ ★ ★ ★ ★
呼吸方式：腹式呼吸
修炼次数：2次

收紧臀大肌，活动和加强髋关节，强化骨盆韧性。

锻炼全身的平衡力，集中注意力，促进新陈代谢和排毒，使身体得到全面的滋养。

练习步骤

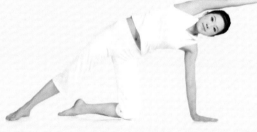

1 身体呈四脚板凳状跪立，双臂、双大腿分开，与肩同宽，且都垂直于地面。

2 吸气，整个上半身朝左上方翻转，右腿伸直，脚尖朝外展；右手臂朝着头部方向伸展，与地面平行。

3 抬起右腿，使其与地面平行，且与右臂在一条直线上，均匀呼吸，保持此姿势数秒。

排毒瘦身魔效

　　加强侧伸展式让身体向一侧翻转，以此训练身体的稳定度。整个动作过程中，手臂、腹部、背部、臀部以及大腿肌肉都应保持收缩，侧身翻转时，骨盆要面向正前方，以此矫正歪斜的骨盆。这个体式能拉伸手臂和腿部肌肉，消除这些地方的多余脂肪，还能按摩腹部脏器，增强髋关节及手腕关节力量，最终加快全身血液循环，促进新陈代谢，打通阻塞的淋巴结，优化身体排毒功能。

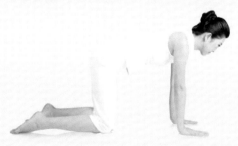

4 呼气，右腿和右臂缓缓放下，身体还原至初始姿势。换另一侧进行重复练习。

排毒塑形瑜伽第四式
半骆驼式

快瘦指数： ★★★★★
燃脂指数： ★★★★
呼吸方式： 腹式呼吸
修炼次数： 1次

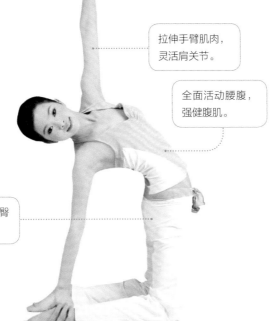

拉伸手臂肌肉，灵活肩关节。

全面活动腰腹，强健腹肌。

活动臀大肌，提升臀线，防止下垂。

排毒瘦身魔效

　　练习半骆驼式时应充分感受来自背部、臀部的收缩以及腹部的拉伸和绷紧。这个体式能使脊椎更为柔韧，调节脊神经。头部后仰的姿势能滋养颈部，预防颈部细纹及衰老，灵活肩关节，矫正驼背。脊柱完全后弯时能按摩位于后背处的膀胱经；同时还扩展了胸部，并能预防乳房下垂，增加肺活量，加强腰腹部肌肉力量，伸展骨盆，纠正变形的髋关节，保养女性生殖系统。

练习步骤

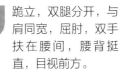

1 跪立，双腿分开，与肩同宽，屈肘，双手扶在腰间，腰背挺直，目视前方。

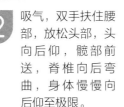

2 吸气，双手扶住腰部，放松头部，头向后仰，髋部前送，脊椎向后弯曲，身体慢慢向后仰至极限。

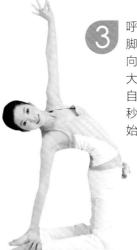

3 呼气，右手扶在右脚脚后跟上，左臂向上伸展，尽量使大腿与地面垂直。自然呼吸，保持数秒，身体还原至初始跪姿。

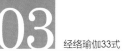

排毒塑形瑜伽第五式
三角转动式

快瘦指数：★★★★★
燃脂指数：★★★★
呼吸方式：腹式呼吸
修炼次数：1次

拉伸腰腹肌肉，消除腰背部多余脂肪，促使新鲜血液滋养脊椎。

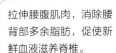
练习步骤

拉伸大腿内外侧肌肉，加强腿部力量。

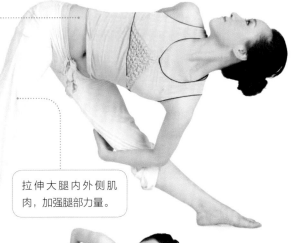

排毒瘦身魔效

　　练习三角转动式时意识应集中感受腰侧的拉伸、脊椎和肋骨的扭转和脂肪燃烧时散发的热度。这个体式能通过扭转促进新鲜的血液流向脊椎，使脊椎更加灵活，身体排毒系统得到优化。运动的过程中能拉伸腰腹肌肉，消除腰侧和臀部多余的脂肪，刺激胃肠蠕动，加强全身代谢和排毒功能；并能刺激大腿内外侧肌肉，加强腿部肌肉的力量，缓解坐骨神经痛以及关节疼痛。

① 站立，双脚尽力左右打开，深蹲弓步，使左大腿与小腿成90度角，且平行于地面；左手由左大腿内侧穿过，与右手于背后交握。

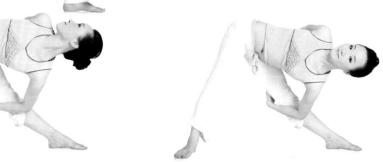

② 伸直左腿，左手放在左腿腘窝处，上半身尽量侧身向上翻转，头向上转，目视正上方，自然地呼吸，保持此姿势数秒。

③ 身体略向前回转，目视前方。保持数秒后，身体起身还原，换另一侧进行相同的练习。

分享拥有魔鬼身材的秘密：七大腺体，攸关女性的终身美丽

　　激素是个什么东西？它可决定着女性的美丽和年轻。有了它，女性就像被阳光和雨露滋润着，充满芬芳和绚烂；没有了它，容颜如同凋谢的花朵，香消玉殒的日子将近。在我们体内有 200 多种激素在起作用，它们分泌得旺盛与否，将直接影响我们的精神面貌和气色。要让我们永葆青春，就要靠这些腺体的力量。激素，旧称荷尔蒙，英文为 Hormone，意思是"使某物运转"。激素在血液里不停地流动，一旦到达目的地，就附在目标细胞的表面，刺激其特殊的功能。激素源自哪里？它由体内分泌腺所产生。

● 松果体

　　松果体能分泌出许多微妙的激素。目前，已知松果体分泌的一种激素可以延缓细胞老化。对于瑜伽修行者而言，松果体就是人类的"第三只眼"。

　　松果体又名脑上腺，分泌黑素紧张素，这种激素能加强中枢系统抑制，从而促进睡眠。它的合成受光照的调节，白天浓度降低，夜晚升高，这种昼夜周期性的变化能影响我们的睡眠、觉醒、月经周期等。所以，如果松果体分泌的黑素紧张素正常，带给我们最现实的好处就是每天有个好睡眠。

● 脑下垂腺

　　脑下垂腺受脑部的直接刺激，会分泌出各种不同作用的激素。它能直接或间接地调节和控制全身的内分泌腺活动，如腺体分泌、生长、体温、血液循环等。当脑下垂腺正常发挥作用时，血液循环便会通畅，肌肤就会得到血液的滋养而保持健康、红润、光滑。练习瑜伽可以促使脑下垂腺正常分泌激素，起到美容的作用。

　　脑下垂腺所分泌的各种激素中有一种是催乳素，是造就女性至美乳房的宝贝激素。它活跃时不仅能打造出丰挺、圆润的女性乳房，而且维持乳腺的正常分泌，让我们远离乳腺疾病。

● 甲状腺和副甲状腺

　　颈部的甲状腺和副甲状腺起着控制身体新陈代谢的作用。如果两者功能正常，则能促进身体的新陈代谢，有利于保持健康肌肤。瑜伽体位能刺激甲状腺和副甲状腺发挥作用，改善肤质，从内而外调养肌肤。

　　甲状旁腺分泌的甲状旁腺素也是激素的一种，它的主要功能是调节体内钙和磷的代谢。当甲状旁腺功能不正常时，人体就会出现骨质疏松，易发生骨变形和自发性骨折，你的体态也会萎缩而不再挺拔。

● 胸腺

　　胸腺位于心脏附近的胸骨后面，能建立起身体的免疫系统。它分泌胸腺生成素来增强免疫系统功能，能够防止身体受疾病感染，同时也能保持肌肤健康。如果我们的免疫系统正常，则身体不容易生病，容颜自然如怒放的鲜花般常开不败。瑜伽中有很多刺激胸腺的体位，帮助我们刺激它以分泌激素。

● 肾上腺

　　肾上腺素能够刺激汗腺，帮助肌肤通过汗液排除毒素，使肌肤保持健康。我们体内的肾上腺素、去甲肾上腺素能够帮助我们代谢脂肪，从而维持曼妙的体态。我们有时候看到有些人上了年纪，身材走样，变得很胖，也是这种激素相对缺乏而产生的一种衰老迹象。

● 胰腺

　　胰腺能分泌出一种有助于消化的激素，即胰岛素。胰岛素对人体健康有着重要的影响。胰岛素分泌过少可能会诱发糖尿病；反之，则会导致虚弱、眩晕、精神紧张、心绪不宁等症状。而精神紧张会影响血液循环，令肌肤变得晦暗。练习瑜伽可以通过按摩腹部，刺激胰腺正常分泌，进而改善肤色。

● 性腺

　　性腺能分泌性激素。对女性而言，雌激素的正常分泌能起到美容养颜的作用。

　　女性性腺为卵巢。卵巢分泌雌激素和孕激素，另外还分泌少量的雄激素。雌激素能促进女性生殖器官的发育，维持女性第二性征。雄激素有维持性欲的作用，分泌不足时会导致女性性冷淡，就好像失去动力的激素不能自由地穿梭于我们的周身，性生活的激情也就无法燃起。

经络美人

经络穴位按摩，让你终身"享瘦"

经络的功能是行血气、营阴阳，它能让女性美得自然，并能让女性永葆18岁般的娇嫩容颜。人体经络的每个穴位对养颜都很重要，不同的穴位可以祛除不同的容颜隐患，比如长了痘痘，可以敲打带脉，同时按摩阴陵泉穴；经常熬夜，有"熊猫眼"，每天刺激双侧肝俞穴、膈俞穴、太溪穴3~5分钟，睡前按揉双侧三阴交穴就可以跟黑眼圈说再见；嘴唇发干、脱皮的美眉可以按揉三阴交穴、涌泉穴和太溪穴，从内滋养便可使双唇娇嫩如初。

◆安全减肥，按摩肝、脾经

魔鬼身材人人向往，可健康地瘦才是王道！不是麻秆，不是排骨，不是让男人们看得心惊，碰得心疼。节食太难受，运动太辛苦，吃减肥药太不安全。想要安全地瘦，轻松按压穴位即可办到，何乐而不为呢？

中医理论上说，造成人体肥胖的原因主要是肝郁和脾虚。肝郁使胆汁分泌不足，脾虚使胰腺功能减弱，而胆汁和胰腺恰恰是分解人体多余脂肪的主要力量。

常揉肝经的太冲穴至行间穴，大腿赘肉过多的人最好用拇指从大腿根部推到膝盖曲泉穴100次；每日敲带脉300次，用拳峰或指节敲打大腿外侧的胆经3分钟，即可消除肝郁。消除脾虚的方法更简单，每天按摩小腿脾经，重点刺激公孙穴就可以。

◆肾气充足，才有乌黑秀发

一个人的发质如何与肾气有很大的关系。肾为先天之本，肾气不固，头发就会出现发质干枯没有光泽、掉发等现象。姐妹们想要拥有靓丽秀发，可常按摩太溪穴和涌泉穴补肾。

太溪穴是肾经的原穴，涌泉穴是肾经的井穴，每天按摩就能补肾固发。具体方法是：晚上睡前用热水泡脚10分钟，让脚充分放松后，按揉双侧太溪穴2分钟后再刺激两侧涌泉穴3分钟，直到有酸胀和发麻的感觉为止。同时，每天早晚按摩腰部，使腰部发热，也是补肾的良方。

滋养秀发的另一方法是对头部进行按摩。用梳子梳头就相当于对头上的各个穴位进行按摩，可以疏通经络，使气血流畅，不仅可以起到调节大脑功能、延缓衰老的作用，还能改善头皮细胞和毛囊的健康状况，使头发富有光泽和弹性。

◆日常保养，使经络畅通无阻

养生"菜鸟"们总是搞不懂太复杂的东西，其实在生活中稍加注意，便可保持经络畅通，具体来说，有以下几种方法。

首先，要运动。因为"动形以达郁""动则不衰"，只有动，气血才能畅流全身。

其次，要合理进补一些能够行气、活血的药物和食物，如陈皮、木香、砂仁、当归、川芎、红花、山楂等。

最后，要保持心境平和，不大悲大喜。看得开，放得下，是一种人生大智慧，胸怀坦荡，心情好，不为得失而悲喜，就会使气血调和，心情开朗，精神振奋，延年益寿。

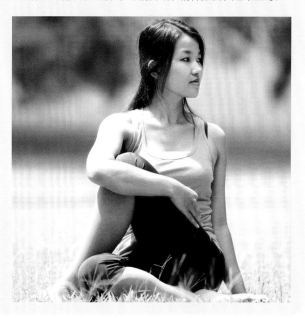

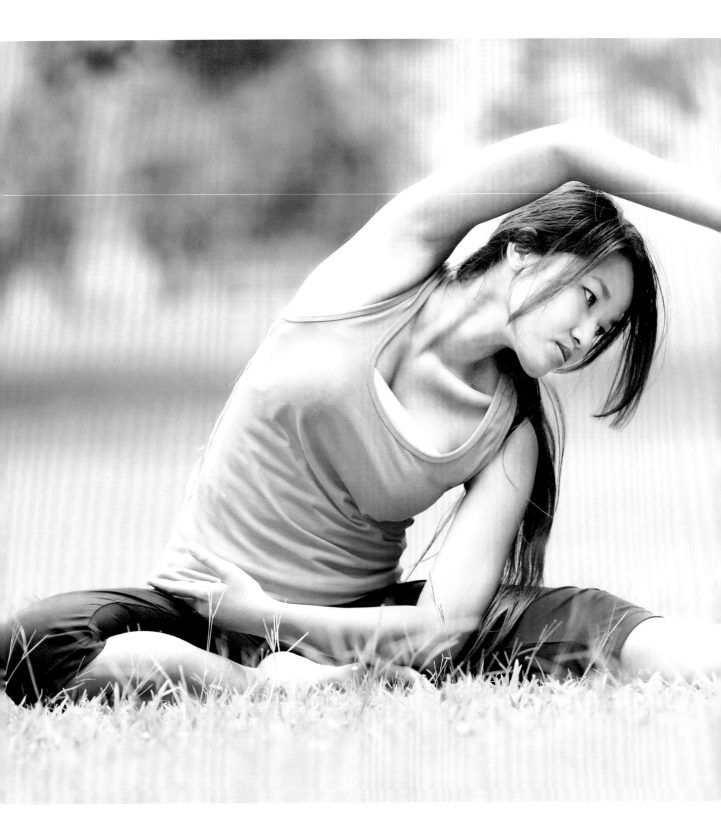

CHAPTER 04

5分钟面部排毒瑜伽
自我改造变小脸美人

数不清的大牌明星为了使自己的脸更加上镜、
让笑容更有亲和力、表演时表情更丰富到位，
大多选择了排毒塑脸瑜伽。
排毒塑脸瑜伽俨然成为女明星们维持演艺生涯的
绝密法宝之一。
我们虽不是明星，但只要你是女人，
就没有不美丽的理由！
每天只需坚持5分钟，
就能让你在不知不觉间成为跟明星一样上镜的时尚小脸美人。

排毒塑脸瑜伽
当红明星们上镜的秘密

皱纹和松弛的到来如同频繁上演的恐怖片，当在镜子里窥见第一缕皱纹和松垮的双下巴时，你的心跳是否会急速狂飙？对女性来说，岁月就像一场无可避免的暴风雨，我们必须坦然面对肌肤上掀起的"波皱"革命。

只是，当红明星和聪明的"瑜美人"总有应对的办法。在日常生活中，养成良好的排毒塑脸瑜伽习惯之余，最主要的是保证充足良好的睡眠，确保肌肤可以在夜间的黄金排毒时段得到更新和修复；要远离烟酒的"熏陶"，把耗在酒吧的时间用来参加有氧运动才是最明智的选择；注重每天的保湿防晒工作，使皮肤远离紫外线的伤害，再配合按摩和合理的保湿补水程序，让面部的血液循环加快，皱纹自然而然地就会对你"敬而远之"。

数不清的大牌明星为了使自己的脸更为上镜、让笑容更有观众缘、表演时表情更丰富到位，大多选择了排毒塑脸瑜伽。从日韩的韩彩英、尹恩惠、郑丽媛、韩孝珠、滨崎步、广末凉子，到我国港台地区的林志玲、大S、蔡依林、钟丽缇、莫文蔚、陈慧琳……排毒塑脸瑜伽俨然成为她们维持演艺生涯的绝密法宝之一。我们虽不是明星，但只要你是女人，就没有不美丽的理由！每天只需坚持5分钟，就能让你在不知不觉间成为跟明星一样上镜的时尚小脸美人。

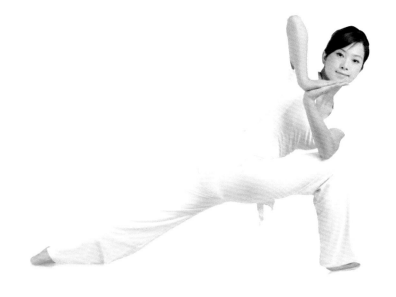

经络美人

中药吸脂由内而外，草本功效大起底

　　想要既健康无害，又治标兼治本的减脂方式，经络排毒瑜伽+草本减脂是最佳选择。用经络排毒瑜伽循序渐进地清毒消脂的同时，正确地使用中药草本辅助不仅不会危害健康，反而会让纤体计划事半功倍。光靠吃减肥药、针灸来控制节食时衍生的强力反弹情况，根本不行！

　　大黄：大黄能消除氧自由基，减轻体内毒素引起的肠壁血管通透性增加，防止体内毒素进入血液循环，有明显的降低总胆固醇、甘油三酯、低密度脂蛋白、极低密度脂蛋白及氧化脂质的作用。大黄有一定的毒性，必须在医生的指导下使用。

　　绞股蓝：绞股蓝能加快血液循环，保证血流通畅，降血脂、降血糖，并且有促进胃肠蠕动、调脂减肥的功效。绞股蓝茶适用于血脂异常、血压偏高、心烦失眠、肥胖及内分泌失调者，并对消除疲劳有辅助疗效。

　　柴胡：在临床上，柴胡除了与黄芩、半夏、葛根、石膏等配伍治疗感冒发热以外，还能与当归、白芍、郁金等药同用治疗脂肪肝，恢复肝功能，降低转氨酶，降低血清胆固醇、甘油三酯。可以说，柴胡对增强人体免疫力是非常有效的。

　　三七：三七有神奇的药用价值。三七的根、茎、花均可入药，味甘、微苦，性温，归肝、胃经，生用可止血化淤、消肿止痛。此外，其治疗高脂血症的效果也十分显著。

　　草决明：在临床上，中医除了用草决明治疗白内障、视网膜炎、视神经萎缩、青光眼等眼科疾病之外，又用它来调节血脂、降血压和防治动脉硬化等症。

　　银杏：其性平，味甘、苦、涩，归心、肺经，有敛肺、平喘、活血化淤、通络止痛的功效。银杏叶同其他中草药如丹参、刺五加等配伍，可以更好地发挥降血压、降血脂、降低血液黏稠度的作用。不过，银杏叶内含有的银杏酸具有一定的毒性，每次不能过量使用。

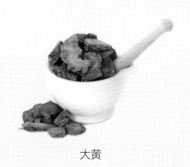

大黄

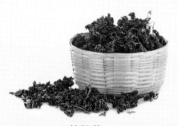

绞股蓝

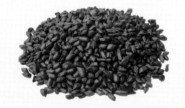

草决明

二 一起来做超简单的
排毒塑脸瑜伽

认真张开嘴巴发声吧！瓜子脸之A-I-U-E-O

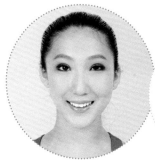

A

自然张开嘴巴，大声喊出来。

排毒塑脸魔效

这个体式可以锻炼到整个下脸部的所有重要表情肌，包括颊肌、笑肌、口轮匝肌、下颌肌和颈阔肌，能够最高效地促进脸部血液循环，轻松排毒。赶紧保养起来吧，每组动作至少重复做3次。

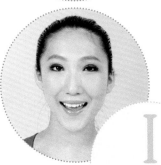

I

动作快，要看到你洁白的牙齿。

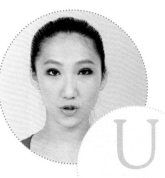

U

撅起你的樱桃小嘴，绝对诱惑。

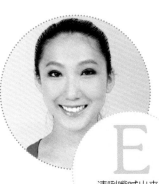

E

请咧嘴喊出来，你的笑容最美丽。

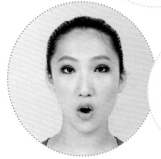

O

鼓起来，鼓起来，瘦脸太容易。

听听"瑜美人"怎么说

这组A-I-U-E-O是最方便易做的"懒猪"瘦脸法，即使是最忙碌的OL一族也可以在工作的间隙简单练习。很多有婴儿肥的女生，虽然身材看起来苗条动人，但是那肉嘟嘟的脸每次都让她们在镜头前欲哭无泪，仅仅是脸大的话就不要跟着减肥潮瞎起哄，专心做好排毒塑脸瑜伽吧！一点一滴的努力，才能让你在面子这个问题上跟照相机镜头过得去。

对抗地心引力，阻止脸颊松弛

排毒塑脸魔效

这两个体式锻炼可以锻炼到颊肌、笑肌、口轮匝肌、下颌肌，保持锻炼可以让你的笑容更为上镜和灿烂。每组动作至少重复做3次。

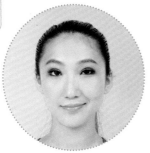 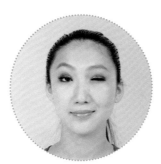 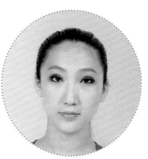

1 左侧嘴角自然上扬，用左半边脸微笑。

2 闭上左眼，保持这个表情5秒。

3 恢复到自然表情，以同样的方法换右脸进行重复练习。

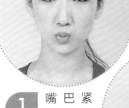 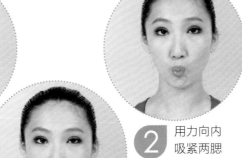

1 嘴巴紧闭，嘴唇收紧向前撅起。

2 用力向内吸紧两腮肌肉。

3 保持吸紧两腮的状态，嘴唇向外侧轻轻拉开，保持5秒后恢复自然表情。

听听"瑜美人"怎么说

面部松弛程度自我确认测试

发现问题并不可怕，可怕的是盲目地回避问题。脸部肌肉的松弛主要是因为经常不被使用的表情肌逐渐退化。在以下10道测试题中，如果与自身情况符合的选项越多，那么修炼排毒塑脸瑜伽的必要性和急迫性就越大。

□ 早上起床后脸部总会有点水肿。

□ 眼角下垂，眼周出现小细纹。

□ 感觉眼睛变小了，眼袋也日益加重。

□ 笑的时候，脸颊僵硬，轮廓变得模糊。

□ 脸颊出现法令纹，并且越来越明显。

□ 嘴巴有时会不自觉地打开。

□ 稍微一低头，就会惊现双下巴。

□ 侧45度脸几乎没有任何立体的线条。

□ 锁骨开始变得不明显。

□ 体重没变，脸蛋看起来却比较圆润。

告别大小脸，使左右脸颊匀称

动作 1

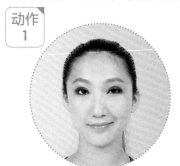
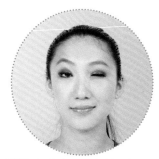
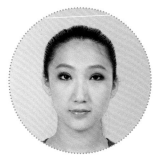

1 只用半边脸微笑，左侧嘴角上扬。

2 闭上左眼，坚持5秒。

3 恢复自然表情，全脸放松，换右眼进行同样的练习。

动作 2

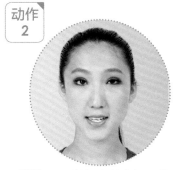
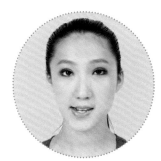
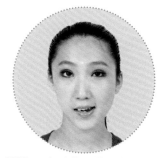

1 下巴轻轻向前突起，嘴巴微微打开，露出牙齿。

2 将凸起的下巴向右侧水平移动，右嘴角带动微微上扬，保持5秒。

3 重复动作，将凸起的下巴向左侧水平移动，左嘴角带动上扬，保持5秒后恢复。

排毒塑脸魔效

用眼、用牙的习惯，睡觉时喜欢侧脸睡，经常偏头……这些生活中不经意的小习惯都容易造成大小脸。以下两组体式可以重点锻炼到颊肌、笑肌、提口角肌、舌肌，对改善大小脸很有帮助，每组动作至少重复做3次。

听听"瑜美人"怎么说

试着回忆一下，平时吃饭的时候你是使用左边牙齿多，还是右边牙齿多？睡觉的时候，总是特别喜欢侧脸睡？不管是坐着还是站着，都喜欢往同一个方向歪着脸？总是留着侧刘海，在拨弄头发的时候脸会自然而然地跑偏？可能你会反问，这些都有问题吗？是的，当然有问题。请从这一刻开始重视这些问题，因为这些不经意养成的生活小习惯可能会让你"毁容"呢！眼睛一大一小、鼻子嘴巴日渐歪斜、笑容变得僵硬不对称，大小脸的痛苦不能细数。因此，即使你现在是一个响当当的大美人，但是请认清，如果不从现在开始养护你的脸庞，5年、10年后，多完美的美女都可能变成丑八怪。也就是人们常说的，25岁之前靠天，25岁之后靠自己。赶紧对着镜子来观察一下自己是否也存在着大小脸问题吧！如果没有，那恭喜你，但是谨记防患于未然；如果已经出现大小脸问题，那么请你现在马上行动起来，只要让脸部肌肉群运动起来，问题都是可以解决的。

去除双下巴，保持尖尖的下巴

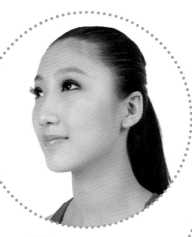

① 将脸微微向上扬起。

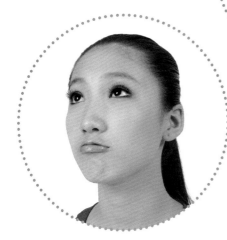

② 下嘴唇尽力向上推，收紧下颌肌肉群，保持5秒后恢复自然表情。

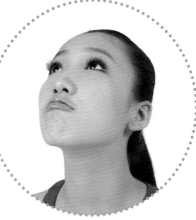

NG动作： 注意，下巴不能过度上扬，否则就很难锻炼到下巴部分的肌肉群。

排毒塑脸魔效

　　这三个体式锻炼可以锻炼到颊肌、笑肌、下颌肌、提口角肌、颈阔肌，直接运动到下巴和颈部肌肉，能让这两处最容易松弛的肌肉群变得紧致流畅。每组动作至少重复做3次。

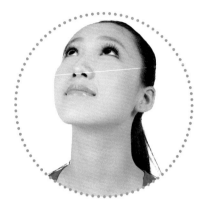

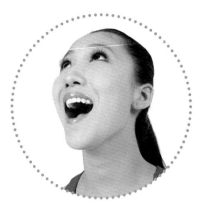

① 腰背挺直，下巴慢慢向上抬，仰起头。

② 张大嘴巴，嘴角在左右打开时微微用力，目视上方，保持5秒后恢复自然表情。

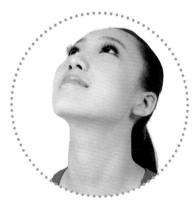

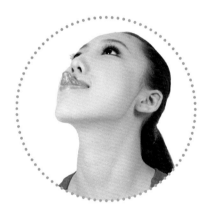

① 腰背挺直，下巴慢慢向上抬，仰起头，扬起的幅度逐渐增大。

② 缓缓地将舌头垂直伸出，使舌尖呈尖状，尽量伸到自己的视线范围之内，保持5秒后恢复自然表情。

听听"瑜美人"怎么说

　　在练习排毒塑脸瑜伽时，呼吸的方法也是要素之一。通常我们都是用鼻子呼吸，而且是慢慢地进行深呼吸，注意力需集中在运动到的表情肌上。而且在练习面部瑜伽时，一定要首先做好卸妆和清洁的步骤，因为虽然面部瑜伽是对肌肤内部进行的护理，但是如果肌肉表面的血液循环和淋巴循环不畅，也很难达到排毒塑形的最佳效果。恼人的双下巴不仅仅是胖人才会有的烦恼，即使是瘦人，也会因为保养不当和缺乏运动而造成面部肌肉的松弛和下垂，再漂亮的瓜子脸也会变成椭圆脸。

赶走松弛细纹，造就完美脸部轮廓

● 面部狮子式

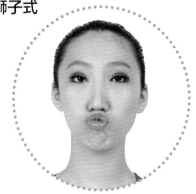 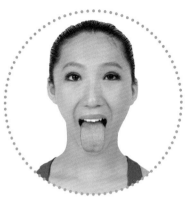

① 慢慢地收紧面部所有肌肉，将嘴巴向前嘟起，直到极限。

② 慢慢放松脸部所有肌肉，睁大眼睛，张大嘴巴，眉毛不要上扬，尽量地向外伸出舌头，直到极限，保持5秒后恢复自然表情。

● 鼓腮式

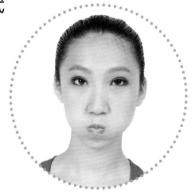 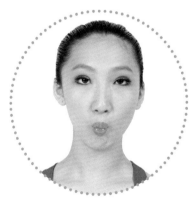

① 口中含气，用力鼓起腮帮，嘴唇紧闭嘟起，似吹气球状。

② 用力收回两腮肌肉，两边脸部的肌肉向内凹陷，嘴唇紧闭，保持5秒后恢复自然表情。

听听"瑜美人"怎么说

　　这三个体式锻炼可以锻炼到颊肌、提口角肌、下颚肌、笑肌、颈阔肌，面部狮子式更是可以使五官各处腺体得到充分的按摩，加强面部血液循环，畅通淋巴腺，有助于预防和祛除眼周及面部的细纹，收紧和增加脸部肌肉弹性。每组动作至少重复做3次。

●摩擦双耳式

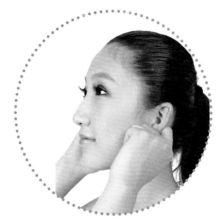

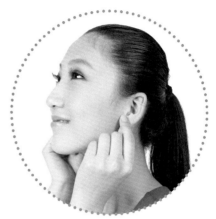

1 下巴微微上扬，面部表情放松，用食指和中指夹住双耳耳根。

2 面部保持微笑，双手快速地上下摩擦双耳，直至感觉到灼热感，双手在耳根处停留，并稍稍用力进行按压。

听听"瑜美人"怎么说

　　表情肌和身体上的所有肌肉一样，一旦不使用，就会逐渐退化。大多数人平均只能使用脸上20%左右的表情肌，因此大部分没有得到使用的肌肉就会逐渐失去柔韧性，变得僵硬下垂，也就是我们所看到的脸部衰老。表情肌一旦变硬，就会压迫到僵硬肌肉附近的血管，极易导致血液循环和排毒不畅，严重影响到皮肤的运氧能力和输送营养成分的功能。如此一来，面部新陈代谢严重受阻，面部气色便会越来越差，肌肤质地也越来越糟糕，色斑、皱纹、眼袋等问题就会接踵而来，让你束手无策。所以，请重视你的表情肌，并且加强对它的锻炼，慢慢你会发现，只要面部动一动，塑脸效果直接达到。

经络美人

妙用神奇艾条

　　中医认为，艾条具有通畅经络、温经止血、散寒止痛、养生保健的作用，点燃后灸治穴位疗效极佳。正规艾条由艾绒填充后封口而成，各大药店有售。使用艾条时，点燃的艾条需对准穴位，要距离皮肤3~5厘米。艾灸以局部皮肤有温热感但无灼痛为宜，每处穴位一般灸治5~7钟，至皮肤出现红晕为宜。灸治初期一定要注意距离的掌控，以免烫伤。对舒缓黑眼圈和预防面部皱纹有奇效的穴位是位于手部的合谷穴，其位置在第一、第二掌骨之间，近第二掌骨中央处。经常艾灸此穴位可排毒养颜、延缓衰老。

对瘦脸、抗衰有奇效的
经络穴位疗法 二

 经络瘦脸，给你小脸的美丽

为什么脸会"肿"起来？

关于这个问题，中医和现代医学的解释比较一致，认为人体内循环不畅，毒素无法及时排出，淤积于血管中，以及现代人越来越不正常的作息、饮食，都会导致面部浮肿。而面部的经络阻塞、浮肿、皮肤松弛、缺乏运动，都有可能使你的下巴多一圈赘肉。现在，只需要用指尖按压一些脸部穴位，即可轻松告别脸下颈前的这些赘肉，还等什么呢？马上开始练习吧！

手法 1

★ 百会穴

位置：百会穴位于人体头顶正中心，两耳角直上连线中点处。

功效：按压百会穴可起到安定精神、预防饮食过量的功能，还能调节血压，活血通络，有效缓解头部胀痛，为娇美容颜保驾护航。

按摩手法：用中指和无名指指腹稍用力按压百会穴，连续按压10次。

★ 大迎穴

位置：大迎穴的位置不太好找，它位于头部侧面下颌骨部位，嘴唇斜外下、下巴凹陷处。

功效：按压此穴，可以加速血液循环，有消除浮肿的功效。

按摩手法：用两手中指一边呼气一边按压6秒，每次间隔2秒，重复30次。

★ 承浆穴

位置：承浆穴位于颏唇沟的正中凹陷处。

功效：按压此穴能调节激素分泌，保持肌肤张力，预防脸部松弛。

按摩手法：右手食指尖点按嘴唇下方的承浆穴，稍用力按压20次。

★ 人迎穴

位置：人迎穴位于颈前喉结外侧3厘米处。

功效：指压人迎穴有利于促进面部血液循环和使脸部皮肤紧实细致，还能有效缓解下颌肌肤的松弛状况。

按摩手法：四指并拢，指尖朝上，拇指放在人迎穴上轻轻往上一顶，停留3~5秒，休息2秒，重复按压10次。

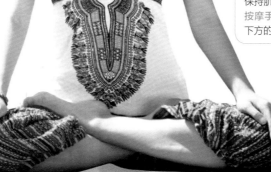

手法 2　按摩前不需要涂抹任何按摩膏，按摩即会让面部肌肉得到放松；按摩后敷上可以紧致肌肤的面霜或晚霜。

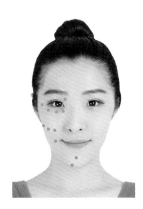

1　如图示，需沿着穴位和肌肉的方向进行按摩。

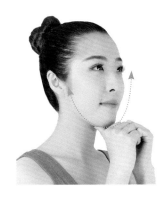

2　用拇指从下巴下方至耳垂前方进行推压。

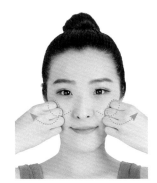

3　从鼻翼至耳后，用力以打圈的手法按摩。

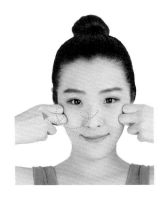

4　从鼻梁至太阳穴，因靠近眼部，用适中的力度打圈按摩。

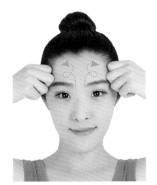

5　沿着眉心开始向上打圈按摩，扩散至整个额头区域。

神奇绕指间，抗老紧肤双重奏

为什么脸会"垮"下去？

血液循环差，使淋巴系统毒素围积，再加上年龄增长、紫外线照射、污染等，致使胶原蛋白流失、老化，皮肤在种种"重压"下渐渐失去弹性，松垮下垂。诚然，衰老的现实无法避免，但是衰老的过程却可以延缓。其实，打破衰老魔咒的神奇密码一直都藏在我们的身体里。从今天起发现隐藏起来的"抗老穴"，遵循经络理论进行指压按摩来改善随着年龄而日益泛滥的斑点、细纹和松弛，悄然恢复光彩紧致的面容。

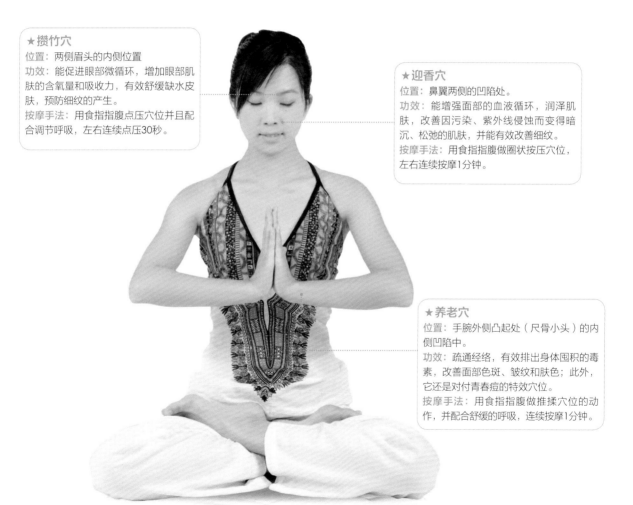

★攒竹穴
位置：两侧眉头的内侧位置
功效：能促进眼部微循环，增加眼部肌肤的含氧量和吸收力，有效舒缓缺水皮肤，预防细纹的产生。
按摩手法：用食指指腹点压穴位并且配合调节呼吸，左右连续点压30秒。

★迎香穴
位置：鼻翼两侧的凹陷处。
功效：能增强面部的血液循环，润泽肌肤，改善因污染、紫外线侵蚀而变得暗沉、松弛的肌肤，并能有效改善细纹。
按摩手法：用食指指腹做圈状按压穴位，左右连续按摩1分钟。

★养老穴
位置：手腕外侧凸起处（尺骨小头）的内侧凹陷中。
功效：疏通经络，有效排出身体围积的毒素，改善面部色斑、皱纹和肤色；此外，它还是对付青春痘的特效穴位。
按摩手法：用食指指腹做推揉穴位的动作，并配合舒缓的呼吸，连续按摩1分钟。

风靡日韩的静脉经络按摩法

为什么脸会"靓"回来？

　　心血管系统由心脏、动脉、毛细血管和静脉等组成。在血液循环过程中，14毫升的水分会进入毛细血管，如果这些水分不能被静脉或者淋巴吸收，则很容易导致面部肤色暗沉和浮肿（其中静脉和淋巴的水分吸收比率为6∶1）。现在使用风靡日韩的面部经络按摩法，沿着面部的静脉开始按摩，疏通脸部淋巴腺，使肌肤重现亮丽紧致的状态。

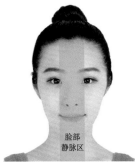

① 如图示，要从静脉集中的中间区域向外按摩。

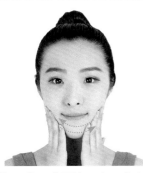

② 沿着下嘴唇的下方，由内向外，用两手推压。

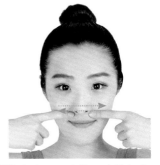

③ 在鼻子下方的八字纹部位，用食指指腹向外反复推压。

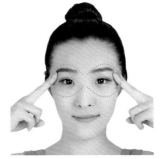

④ 用食指指腹沿着眼周，由内向外至耳朵前方推压。

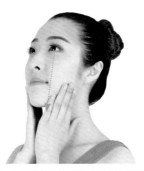

⑤ 用手掌沿着眼睛下方至下巴的这一条直线轨迹进行按摩。

经络美人

完美45度侧脸，美丽加分下巴经络按摩法

　　在脸部穴位按摩中，也能通过刺激面部的穴位，让松弛、水肿的脸部和松垮的下巴肌肉恢复活力。如果同时配合一些紧致下巴的按摩手法，只需每天1次，坚持做，相信不久后你就会看到效果。

❶ 先用双手拇指、食指夹住下颌多余脂肪，向后每隔1厘米提捏一次，当提捏到耳根时，重复5次提捏动作，有提升整体脸部轮廓的作用。

❷ 用两只手背轮流将下巴处赘肉往上推挤，重复25~30次，可以帮助下巴线条恢复紧实。

DIY 星级瘦脸面膜 | 四

荷叶薏仁淋巴排毒面膜

●**制作方法**：将荷叶浸泡于水中（约100毫升即可），并用小火煎煮2分钟之后，将剩余的荷叶水过滤，取汁水3茶匙，倒入适量的薏仁粉搅匀即可使用。

●**使用方法**：将制做好的面膜均匀地敷在脸上，避开眼睛及唇周这两处敏感部位，敷15~20分钟；再用清水洗干净即可，每周可使用2~3次。

瘦脸紧肤魔效

　　荷叶汁自古就是一种很好的利尿消肿饮料，价格便宜，非常平民化。它含有丰富的单宁酸和类黄酮素，能够紧致面部肌肤，并有利于淋巴循环，帮助排除人体内的水分及毒素。而薏仁是公认的渗湿、排毒、美白圣品。两者结合，对整个身体的排毒系统都有极大的维护和增强作用。

鱼腥草海盐排水面膜

●**制作方法**：将鱼腥草浸泡于水中（约100毫升即可），并用小火煎煮2分钟之后，将剩余的鱼腥草汁过滤，趁热加入粗盐，用筷子迅速将其搅匀溶解，待凉后即可使用。

●**使用方法**：用面膜纸充分蘸取调配好的鱼腥草海盐汁，敷于面部，避开眼睛及唇周这两处敏感部位，敷15~20分钟；再用清水洗干净即可，每周可使用1~2次。

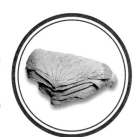

瘦脸紧肤魔效

　　鱼腥草富含丰富的精油成分，能够促进血液循环，有效排除多余的水分和毒素，并具有很好的杀菌效果，十分适合面疱、水肿、青春痘、皮肤松弛的肌肤使用。现代白领经常会因为饮食不当而在体内囤积起大量的毒素，使身体产生发炎水肿的现象，常用鱼腥草泡茶喝，可以利尿、消炎。粗盐中的矿物质能带动肌肤中多余水分的排出，具有极好的消肿效果，水肿型的大脸妹这下有救了！

绿茶橘子纤容面膜

●**制作方法**：取绿茶粉2勺、蛋白4勺和橘子精油2滴，于面膜碗里混合搅拌均匀成糊状后即可使用。

●**使用方法**：将制作好的面膜均匀地敷在脸上，避开眼睛及唇周这两处敏感部位，敷10~15分钟；再用清水洗干净即可，每周可使用2~3次。

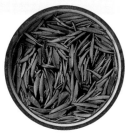

瘦脸紧肤魔效

　　绿茶含有丰富的多酚类，天生就是一种极好的自由基"清道夫"，具有相当好的抗氧化作用，可以抗衰老，深受现代女性青睐。绿茶内富含的茶多酚和茶碱成分能促进血液及淋巴的循环，能有效预防肌肤水肿，对面部肌肤的塑形作用很大。橘子富含天然植物精油，也能促进血液循环，加快脸部多余水分的排出，对水肿肌肤具有极好的效果。

海藻乌龙茶瘦脸面膜

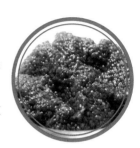

●**制作方法**：将茶包（茶叶）和海藻粉加入100毫升的热水中，用小火煮沸，直至海藻粉溶解，再用滤网过滤出汁液。

●**使用方法**：用面膜纸充分蘸取调配好的海藻茶叶汁，敷于面部，避开眼睛及唇周这两处敏感部位，敷15~20分钟；再用清水洗干净即可，每周可使用2~3次。

瘦脸紧肤魔效

　　海藻富含氨基酸、矿物质及精油成分，能够帮助伤口快速愈合、促进肌肤新生，加快肌肤中多余的水分及毒素排出，是很好的瘦身美容材料。乌龙茶中含有茶碱和咖啡因，能够促进皮下脂肪快速分解，是瘦身及瘦脸的最佳伙伴；茶叶中富含的各种茶多酚还能够帮助肌肤抗氧化，促进血液循环，抗炎消肿。

五 用草本茶
喝出精致小脸

　　很久以前，茶曾被当成一种药材。原因是茶含有提高免疫力的儿茶素、抗衰老的茶多酚、有助养颜美容的维生素等成分，更具有利尿及帮助排汗等多重功效。喝茶除了对身体有上述的种种好处之外，它同时也让人们在品味茶香之际，可以完全放松心情，完全享受沉淀心灵的满足感。

　　根据长期的经验，人类发现许多自然界的植物都有治疗疾病的功效。对现代人来说，泡一壶花草茶不仅无须大费周章，而且喝花草茶是最能展现花草效用的方法之一。花草茶中的抗氧化作用除了能延缓衰老之外，还能提高体内的新陈代谢率。换句话说，常喝花草茶能使体内细胞在良好环境中生长，并进行正常的代谢循环，自然就不容易变胖。以下推荐的几款瘦脸茶，可以让你借助茶饮的神奇功效，从内而外打造出让人羡慕的俏丽小脸。

椰香冰糖瘦脸茶

虽然拥有窈窕的身材，但一张Baby Face让你看起来比实际体重要重十多斤，并且怎么减肥也瘦不到脸。试试下面这道健康自然的茶饮。

●材料：椰汁半杯（120毫升）、红茶包1个、冰糖20克。

●做法：将红茶包泡入约500毫升的热开水中，再倒入椰汁、冰糖，煮沸后即可饮用。

麦香柠檬塑脸茶

●材料：大麦20克、柠檬70克、冰糖10克、红茶包1个。

●做法：将大麦放入冷水中，放炉上煮10分钟，加入冰糖煮溶，滤出茶汁；再将红茶包浸入，煮2~3分钟，待凉；最后将柠檬切开、挤汁，倒入，搅匀即可。

●瑜伽美人体验：大麦含有丰富的膳食纤维，能调理胃肠功能，带走脸部多余的脂肪和水分；还能通便，解决皮肤粗糙的问题。若配合脸部按摩，效果更好。

排毒瘦脸玫瑰蜜枣茶

●材料：玫瑰花10朵、蜜枣10粒、青皮3克。

●做法：将材料与500毫升水一起煮沸，趁热饮用。

●纤美元素：玫瑰含有丰富的维生素C及维生素B$_2$、叶酸、铁、钙等成分，具有消脂及帮助消化等功效。这是一道效果不错的减重瘦脸茶，适量饮用，有助燃烧体内积存的脂肪。

经络美人

欧美明星青睐的强效塑形排毒果蔬汁

胡萝卜汁：丰富的β-胡萝卜素具有强效抗氧化能力，能清除体内毒素，维持身体平衡。

芹菜汁：可作为利尿和轻泻剂以及降压良药，含有丰富的维生素A、维生素B$_1$、维生素B$_2$、维生素C和维生素P，尤其适合维生素缺乏者饮用。

圆白菜汁：圆白菜对于促进造血功能的恢复、抗血管硬化和防止血清胆固醇沉淀等，都具有良好的功效。圆白菜汁中所含的硒，有助于增强人体内白细胞的杀菌力，还能帮助抵抗重金属对机体的毒害。

黄瓜汁：利尿功效名列前茅，因而十分有益于排毒减肥。黄瓜汁在强健心脏和血管方面也占有重要位置，还可使神经系统保持强健，预防头发脱落和指甲裂开。

西红柿汁：医学专家认为，每天喝上几杯西红柿汁，可以得到一昼夜所需要的维生素A的一半。西红柿含有大量柠檬酸和苹果酸，对整个机体的新陈代谢过程大有裨益，可促进胃液分泌，加强胃肠对油腻食物的消化能力。

西梅汁：长久以来，西梅汁由于能够促进排便排毒，在欧美国家享有"人体清道夫"的美誉。其抗氧化剂的含量位列水果和蔬菜之冠，对人体有延缓衰老的功效。

树莓苹果香蕉汁：具有强效清洁作用，适用于身体的快速排毒，还有助于缓解感冒症状。如睡觉前喝一杯这样的果汁，还能促进睡眠，快速补充维生素。

胡萝卜苹果汁：不仅美味可口，而且是最好的排毒剂和身体补充剂之一。这道混合果汁还具有极强的美容作用，是爱美女性的不二选择。

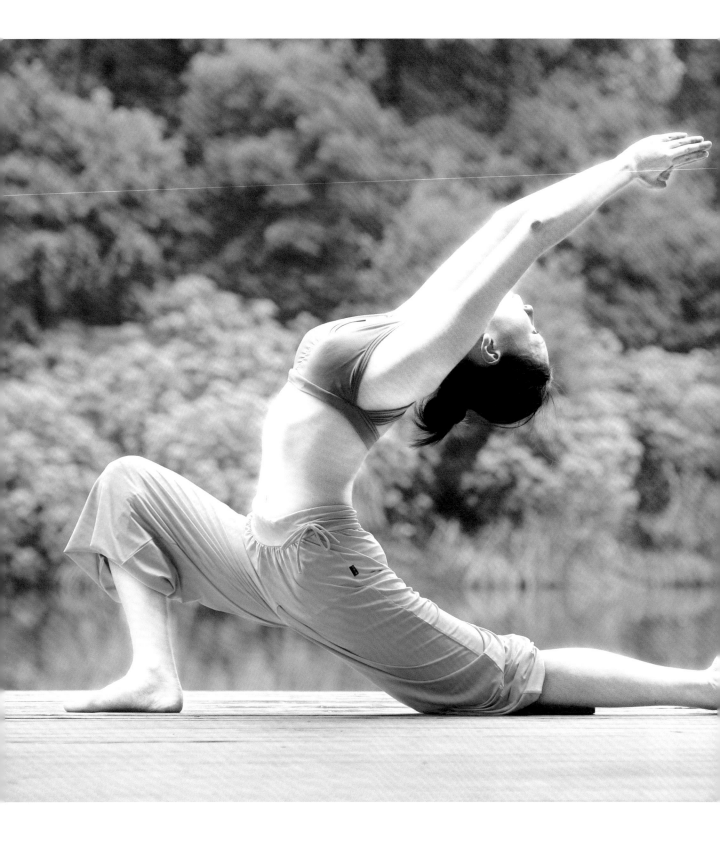

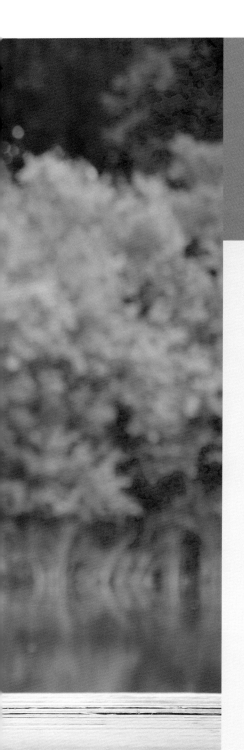

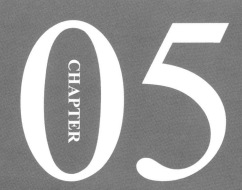

动起来
优化六大排毒器官

我们体内有很多毒素，
但是不能及时排出体外，
对我们的身体和精神产生不良作用的物质，都可以被称为"毒"。
例如，淤血、寒邪、食积、痰湿、火热等，这些毒素堆积在五脏
之内，就会加速五脏衰老。
人体的排毒系统包括肺脏、肝脏、肾脏、胃肠、淋巴系统和皮肤，
身体靠内建的排毒系统维持过滤、分解以及去除毒物废物。
一般而言，主要的排毒责任由肝脏和肾脏承担，
而70%的毒素可以经由粪便排出体外。
所以，只要维持和加强我们身体自身的排毒功能，
即使生活在这个"无处不毒"的地球，
也能找回属于自己的那份纯净。

水灵女人的美丽秘籍——
肺脏排毒

中医强调，肺的第一个功能是"权衡治理，主一身之气"。人的一身之气，全交由肺脏来主管。凌晨3~5点是肺经当令，它在此期间重新分配调整全身的气血，因此凌晨3~5点的睡眠质量是必须要保证的。肺脏主要功能是向全身供应新鲜的氧气及排出二氧化碳。无数次一呼一吸间被吸纳至体内的污染物随时都在伤害着我们的肺。中医认为，肺脏是五脏中最娇气的脏器，相比于其他四脏，它最容易遭受外毒的攻击，最常见的表现就是咳嗽和气喘。若是毒素积累得太多、时间过长，就会留下宿根，动辄即犯，严重地威胁着我们的健康。每个女人都把自己的脸蛋当作宝贝，但是你知道怎样才能让皮肤保持娇嫩、不易衰老吗？关键就在于有个健康和滋润的肺。肺脏还主管我们的皮肤，肺能把人体吸收的津液和水谷精微物质散布到全身，外达皮肤，令皮肤看起来滋润、具有光泽。修炼瑜伽，能及时有效地排出带有污物的呼吸道黏液，进一步清除肺底部的废物，加速肺脏的新陈代谢，达到排毒、清洁强健肺脏的功效。

■ 肺脏"有毒"表现在

❶ 皮肤暗淡无光泽。中医认为，肺脏管理全身的皮肤，皮肤是否润泽白皙，都要依靠肺的良好功能。当肺脏毒素囤积得比较多时，毒素就会随着肺的作用而沉积在皮肤中，使皮肤看起来没有任何光泽。

❷ 多愁善感，容易悲伤。毒素在肺，会干扰肺内正常的气血运行，使得肺脏不能正常舒畅胸中的闷气；久而久之，越积越多的压抑情绪就会让人多愁善感起来。

❸ 容易罹患代谢性疾病。肺脏细胞在代谢过程中会产生二氧化碳，若未能排出而囤积在血液中，则会造成血液呈酸性，许多毒素更难排出。因此，多余的二氧化碳对身体而言也是一种毒素。

■ 这样排毒最有效

❶ 按压肺脏排毒要穴。对肺脏排毒有益的穴位是合谷穴，它的位置在手背第1、第2掌骨间，第2掌骨桡侧的中点处。按压时用拇指和食指指腹稍用力捏住此部位，用力按压。

❷ 百合提高肺脏抗毒能力。肺脏向来不喜欢燥气，在燥热的情况下，肺脏最容易囤积毒素。百合具有极佳的滋阴润肺功效，可以帮助肺脏抗击毒素。但是切记食用加工的时间不宜过长，否则百合中的汁液就会减少，抗毒防毒效果大打折扣。

❸ 瑜伽式深呼吸。身体每次呼吸时，总会有残余的废气无法完全排出，这些废气相对于那些新鲜、氧气含量高的空气来讲，也是一种毒素。只需要利用瑜伽中的腹式呼吸和胸式呼吸法，多做几个深而长的呼吸，就能减少和尽可能地排出体内残留的废气。

■ 肺脏最佳排毒时间

肺脏的最佳排毒时间是早上7~9点，此时如果有条件的话，最好通过运动来进行身体的排毒。在肺脏力量最充足的时候进行清晨瑜伽和慢跑，可强健肺脏排毒和代谢功能。

肺脏排毒第一式
鸵鸟式

快瘦指数：★★★★
燃脂指数：★★★★
呼吸方式：腹式呼吸
修炼次数：1次

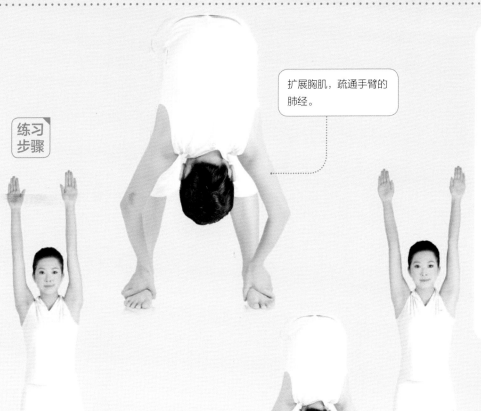

练习步骤

扩展胸肌，疏通手臂的肺经。

排毒瘦身魔效

肺脏排毒功能的强弱会直接影响到女性的皮肤状况。胸肌如果长期处于紧绷状态，则不利于肺部的扩张和排毒。练习鸵鸟式，在手臂向上伸展的同时，扩展胸肌，有利于肺部的呼吸。手臂完全伸展、绷紧的姿势，可疏通手臂的肺经，能够增强肺脏和肝脏的功能和活力。此外，还有助于增强腹部器官的消化能力，增加消化液分泌。

1 站立，双脚分开，与肩同宽，吸气，双臂高举过头顶，掌心朝前。

2 呼气，屈肘，身体前倾，肩膀下压，双手握住双脚脚背。

3 吸气，抬头，起身，双臂再次向上伸展；呼气，身体还原至基本站姿。

肺脏排毒第二式
完全式调息

快瘦指数：★★★★
燃脂指数：★★★★
呼吸方式：腹式呼吸
修炼次数：1次

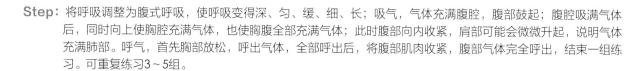

排毒瘦身魔效

完全式调息能够增加身体含氧量，使血液得到净化，强化肺组织，促进呼吸循环，从而增强对感冒、支气管炎、哮喘等呼吸系统疾病的抵抗力。同时增强肺脏器官组织的活力和耐力；更重要的是还可以使心灵更清澈，提升身体的排毒能力，有效缓解身心压力。

Step: 将呼吸调整为腹式呼吸，使呼吸变得深、匀、缓、细、长；吸气，气体充满腹腔，腹部鼓起；腹腔吸满气体后，同时向上使胸腔充满气体，也使胸腹全部充满气体；此时腹部向内收紧，肩部可能会微微升起，说明气体充满肺部。呼气，首先胸部放松，呼出气体，全部呼出后，将腹部肌肉收紧，腹部气体完全呼出，结束一组练习。可重复练习3~5组。

经络美人

爱肺食物全公开

肺脏最喜欢的颜色——白色。从五行上来讲，肺属金，而属金的食物却并不是想象中的金色，而是纯净的白色。它们性平、偏凉，能健肺清肺，促进胃肠蠕动，强化新陈代谢，让肌肤充满弹性并富有光泽。

杏仁：杏仁不只是一种美味的坚果，它还有平喘、止咳、祛痰、润肺的功能，其中所含的分解物氢氰酸具有生津止渴、润肺排毒的功效。

百合：性微寒、味甘，具清心、润肺、止咳功能，能有效促进体内废物的排出，降低血胆固醇，增强消化功能，促进排毒畅通。

白萝卜：性平，味甘、辛，可润肺清燥，具有利小便、消积食、化痰热等功效。此外，它还含有丰富的维生素A、维生素C和特殊的木质素，可消除体内垃圾，抑制癌细胞增生。

雪梨：润肺、止咳、消痰、降火。若气候干燥，出现口渴、便秘、干咳，或因内热导致烦躁、咳喘，只需每天多吃几片梨就能起到明显效果

银耳：滋润而不腻滞，具有益气清肺、润燥排毒的功效，富含天然特性胶质，加上其滋阴作用，能有效缓解肺热、肺毒导致的两腮潮红，长期食用可润肤、祛斑。

到老也是黄脸婆的绝缘体

——肝脏排毒 二一

肝主藏血，《黄帝内经》里强调"卧则血归于肝"，指出闭目睡觉则气血归于肝，由肝来进行藏血。肝还主疏泄，疏泄程度就是看你的经脉是否畅通，能不能把精微物质吸收进来。肝脏是人体主要的排毒器官之一，也是我们体内的"化工厂"，有500种以上的化学反应在肝脏完成。肝脏是多功能的器官：要代谢糖、脂肪等营养素，要分解体内的毒素，要储存能量，还要参与消化和免疫工作，所以肝脏也是最辛苦的脏器。由于长期养成的不健康饮食习惯和过量的进食，肥胖者的肝脏长期处于"加班"状态，若不赶紧排除肝毒，后果不堪设想。肝气的郁结又直接影响脾胃功能，导致气血不能滋养面部，如此一来，再美的美女也有变成黄脸婆和色斑女的危险。还需强调的一点就是，肝主怒，如果肝血不足，排毒不畅，人就会变得非常暴躁易怒，经常乱发脾气，这其实是肝功能失调的最直接表现。

■ 肝脏"有毒"表现在

❶ **全身皮肤粗糙、脸部两侧痤疮严重。**肝脏如果囤积了大量毒素，会造成有毒物质在血液中循环，而皮肤里有很多细微的血管，如果有害物质回流到血管中堆积，皮肤就难以保持白皙亮丽，痤疮也会因此"横行"。

❷ **指甲表面有凸起或凹陷的棱线。**中医认为"肝主筋"，而指甲就是筋的一部分，当毒素囤积在肝脏时，毒素的肆虐就会反映在指甲上。

❸ **偏头痛、生理期经痛。**脸部两侧以及小腹部分，是肝经和胆经的共同"统治"领域，一旦肝脏的排毒受阻，胆经自然就会受影响。

❹ **意志低沉、情绪压抑。**肝脏是体内负责调控情绪的重要脏器，一旦肝脏内毒素过多地积累而无法及时排出体外，就会阻塞全身气血的运行，让人产生低沉、抑郁的消极情绪。

■ 这样排毒最有效

❶ **按压肝脏排毒要穴。**经常按压太冲穴，对优化肝脏排毒效果显著。其位置在足背第一和第二跖骨连接处之前的凹陷部分。每天用拇指指腹交替按压太冲穴3～5分钟，有轻微的酸胀感即可。

❷ **食用绿色的食物。**在中医理论里，绿色的食物可以疏通肝气，有很好的护肝、疏肝、排毒、缓解负面情绪的作用，是促进肝脏排毒的绝佳食材。日常最方便的肝脏解毒法就是饮用青柠泡制的柠檬水。

❸ **眼泪宣泄排毒法。**中医和现代医学都一致认为，作为排泄液的眼泪，跟汗液和尿液一样，里面含有一些对人体有害的毒素。所以，在遇到压抑、难过和委屈的时候，让所有负面的情绪都随着眼泪宣泄出来吧！这可是一种极佳的排毒运动。

■ 肝脏最佳排毒时间

肝脏的最佳排毒时间是凌晨1～3点，这段时间内我们最应该做的事情就是保证良好的睡眠质量，让肝脏有充分的精力和时间来进行排毒工作，而不是分散精力在熬夜上。谨记，对夜猫子来讲，最伤的就是肝脏。

肝脏排毒第一式
门闩加强式

快瘦指数：★★★★★
燃脂指数：★★★★★
呼吸方式：腹式呼吸
修炼次数：2次

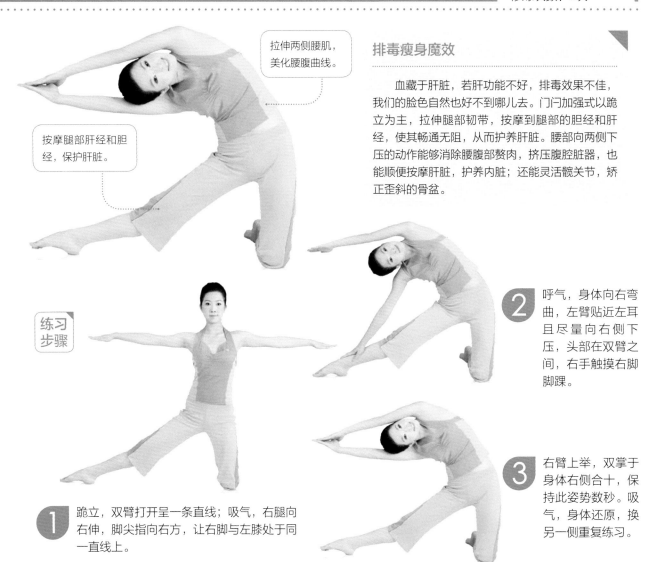

拉伸两侧腰肌，美化腰腹曲线。

按摩腿部肝经和胆经，保护肝脏。

排毒瘦身魔效

血藏于肝脏，若肝功能不好，排毒效果不佳，我们的脸色自然也好不到哪儿去。门闩加强式以跪立为主，拉伸腿部韧带，按摩到腿部的胆经和肝经，使其畅通无阻，从而护养肝脏。腰部向两侧下压的动作能够消除腰腹部赘肉，挤压腹腔脏器，也能顺便按摩肝脏，护养内脏；还能灵活髋关节，矫正歪斜的骨盆。

练习步骤

1 跪立，双臂打开呈一条直线；吸气，右腿向右伸，脚尖指向右方，让右脚与左膝处于同一直线上。

2 呼气，身体向右弯曲，左臂贴近左耳且尽量向右侧下压，头部在双臂之间，右手触摸右脚脚踝。

3 右臂上举，双掌于身体右侧合十，保持此姿势数秒。吸气，身体还原，换另一侧重复练习。

肝脏排毒第二式
圣光调息

快瘦指数：★★★★
燃脂指数：★★★★★
呼吸方式：腹式呼吸
修炼次数：2~5次

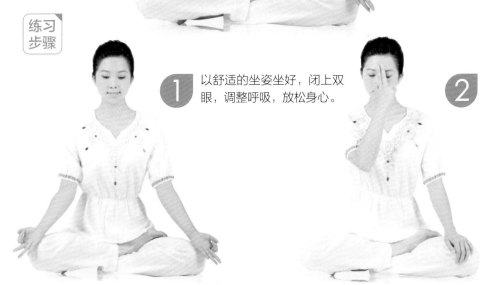

清洁鼻腔，使肝脏的活动旺盛，加速身体中毒素的排出。

排毒瘦身魔效

　　肝脏受损伤的人，一般都会有郁结之气。调息法让你放松的同时，还能舒缓心情，加速精神上"毒素"的排出。练习圣光调息能让头脑变得更清晰，适合做静坐、冥想前的准备练习。它可以清洁鼻腔，使肝脏的活动旺盛有力，还可以预防头部血栓的形成，使身体从内而外焕发健康朝气。

练习步骤

1 以舒适的坐姿坐好，闭上双眼，调整呼吸，放松身心。

2 伸出右手，食指、中指放于眉心处，拇指、无名指放于鼻翼两侧；用拇指盖住右鼻孔，用左鼻孔做腹式呼吸，有节奏、用力地做10~20次完整呼吸；接着深深地吸气，盖住两鼻孔，做内悬吸3~5秒后放松手指，用口腔缓慢地呼气；然后，用无名指盖住左鼻孔，用右鼻孔重复刚才的练习。

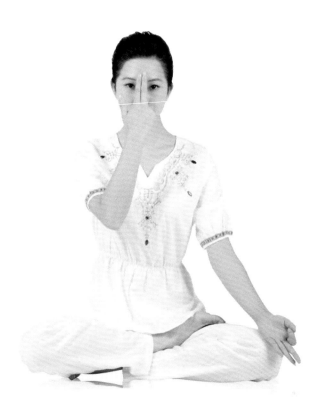

3 最后一次呼气，尽量呼出双肺部的空气，盖住两侧鼻孔，做尽量长久的外悬息后恢复正常呼吸，完成一次练习。换鼻孔做反方向的练习，建议做2~5次。

经络美人

爱肝食物全公开

　　肝脏最喜欢的颜色——绿色。从五行上来讲，肝属木，所以肝脏最青睐的颜色就是生机勃勃的绿色。绿色的食物大都富含叶绿素、维生素C、胡萝卜素、铁、锌、镁等营养素，能促进肝细胞再生，保持消化系统顺畅，并且解毒排毒功效显著。

　　菠菜：菠菜性凉味甘，能养血润燥，助消化，可以泄肝火。菠菜的根部含有一般蔬果所缺乏的维生素K，可防止肝脏受到毒素侵染，帮助解毒。

　　西蓝花：它能加速酯类氧化物质的代谢，帮助肝脏排毒，能增强肝脏的解毒功能，提高人体的免疫力。

　　芹菜：芹菜清肝利水，所含的丰富膳食纤维能够过滤体内的废物，刺激身体排毒；还可以调节体内水分平衡，轻松改善因毒素囤积而导致的暗淡脸色。

　　苦瓜：苦瓜中存在一种具有明显抗癌作用的活性蛋白质，能够激发体内免疫系统的防御功能，增强免疫细胞的活性，清除体内的有害废物。

　　猕猴桃：猕猴桃早已是公认的"维生素C之王"，它属于寒性的水果，富含膳食纤维和抗氧化物质，能够清热降火、润燥排毒，特含的血清促进素对于缓解因肝脏淤积毒素而产生的暴躁易怒情绪有一定功效。

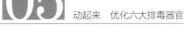
让皱纹的脚步放慢十年
——肾脏排毒

肾主藏精。精是指人体生命活动中所需的最基本的物质。肾不仅是储存总元气的仓库，还主管着元气的运行。我们的力量从肾而来，肾气是人体力量的来源。所以说肾藏精的作用很重要，只有肾中所藏的精气够足，而且不随意消耗，人才能正常生活。在身体中，血液除了给全身器官输送营养之外，同时还带走它们的代谢废物，这些废物需要肾脏来处理。肾脏是一个庞大的过滤网，血液通过这里，滤下多余的水分、毒素成为尿液，进而排出体外。肾脏养护得好，身体才能保持充足的精气和血色，反之就会像摇摇欲坠的大树，功能就失去了生机勃勃的前提。养好肾则骨骼健壮，骨髓充盈，智力高，听力好，并且拥有一头乌黑的秀发，皮肤富有弹性和光泽……总之一句话，要健康美丽，就必须爱护你的肾。

■ 肾脏"有毒"的表现

❶ **水肿。**肾脏主管体内的液体运行，肾脏一旦过多地囤积毒素后，其分解和排出身体内多余液体的能力就会降低，水肿自然而然就会出现。

❷ **月经量少、经期短、血色暗沉。**月经的产生和消失都是肾功能是否健康和旺盛的表现之一。如果肾脏内积累了大量毒素，经血都会相对减量，经血也会比较暗沉。

❸ **下颌长痘。**肾脏负责管辖脸部下颌部分，一旦肾脏排毒受阻，多余的毒素就会囤积并表现在下颌部分，出现恼人的痘痘。

❹ **极易疲累、心情低落。**体内过多的毒素会分散和过度消耗肾的能量，阻碍肾脏作用于其他方面的工作能力，

此时身体自然就会出现疲倦、瞌睡、四肢无力和心情低落等。

■ 这样排毒最有效

❶ **按压肾脏排毒要穴。**涌泉穴自古以来就是被广为流传的养生穴。它是身体最低的穴位，如果人体是一栋高楼，涌泉穴就如同排污下水管道的出口，重要程度显而易见。涌泉穴位于足底前1/3处（不包括足趾），可经常保持适中的力度去按压它，力度不需太大，持续5分钟左右即可，排毒效果显著。

❷ **多喝水。**肾脏是身体的排污管道，如果淤积了过多的毒素，就会影响排污能力。多喝水不仅可以快速排除体内有害物质，更可以降低尿液中某些盐类及化学物质的浓度，达到"保健洗肾"的功效。

❸ **饮食正常、不过咸。**饮食过咸会伤血、伤肾，饮食过油则会抑制肾阳，而狂饮烈酒更会耗损肾阴，对肾功能的伤害极大。食盐的主要成分是氯化钠，摄入过多会使血管阻力增加，促使血压升高，而长期的高血压将会促使肾脏血管变脆、变细，导致血管硬化，进而诱发肾脏萎缩。

■ 肾脏最佳排毒时间

肾脏最佳排毒时间是早上5~7点，身体经过一夜的修复，早晨时毒素都会聚集在肾脏，起床时最好喝上一杯温开水，对肾脏进行全面的"洗刷"，加速毒素排出体外。

肾脏排毒第一式
眼镜蛇式

快瘦指数：★★★★★
燃脂指数：★★★★★
呼吸方式：腹式呼吸
修炼次数：1次

身体还原时血液涌向双肾，加强肾脏和生殖器官功能。

拉伸背部肌肉和韧带，按摩膀胱经，滋养脊椎。

排毒瘦身魔效

　　瑜伽称腰部的力量是一条睡着了的"昆达利尼蛇"，需要用各种方法来激活它。眼镜蛇式能拉伸背部的肌肉和韧带，促进背部血液循环，按摩膀胱经，缓解背痛和轻微的脊椎损伤。身体还原时，血液涌向双肾，能加强肾脏和生殖器官功能，温暖身体。

练习步骤

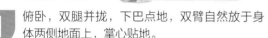

1 俯卧，双腿并拢，下巴点地，双臂自然放于身体两侧地面上，掌心贴地。

2 双臂屈肘向前，双手手掌放在胸腔两侧的地面上。

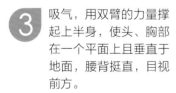
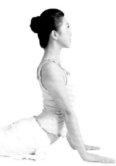
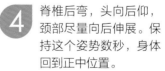
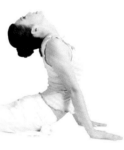

3 吸气，用双臂的力量撑起上半身，使头、胸部在一个平面上且垂直于地面，腰背挺直，目视前方。

4 脊椎后弯，头向后仰，颈部尽量向后伸展。保持这个姿势数秒，身体回到正中位置。

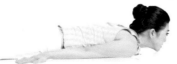

5 呼气，双臂放松，身体前倾，还原至初始俯卧姿势。

肾脏排毒第二式
单腿仰卧扭脊式

快瘦指数：★★★★
燃脂指数：★★★★★
呼吸方式：腹式呼吸
修炼次数：1次

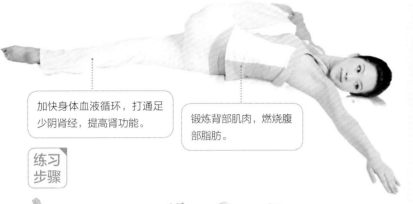

加快身体血液循环，打通足少阴肾经，提高肾功能。

锻炼背部肌肉，燃烧腹部脂肪。

练习步骤

1 仰卧，双脚伸直并拢，双臂打开成一条直线，掌心紧贴地面。

2 吸气，抬右腿，使其与地面垂直，保持数秒。

3 呼气，头向左转，眼睛看向左手指尖。右腿下压，尽量朝左伸展，左手抓住右腿裤脚。保持数秒，换另一侧重复练习。

排毒瘦身魔效

　　温暖的身体才能激活内脏功能。要补养肾脏，就要使身体足够温暖。这个体式以仰卧的姿势，活动后腰部、腹部以及双腿，能加快血液循环系统，打通足少阴肾经，提高肾功能。同时这个体式还能放松各节脊椎，锻炼背部肌肉，燃烧腹部脂肪，矫正脊柱、肩膀、骨盆的不平和扭曲现象；更能拉伸腿部肌肉，收紧臀部，美化下半身线条。

经络美人

爱肾食物全公开

　　肾脏最喜欢的颜色——黑色。从五行上来讲，肾属水，而属水的物质都是黑色的。要排除肾毒，最应该多吃黑色的食物。黑色的食物对应的是肾脏和骨骼，经常吃，能够让肾、膀胱、骨骼的新陈代谢加快，促使多余的毒素和水分排出体外，遏制其积存在体内而导致体表水肿、发胖。

　　黑豆：黑豆性平、味甘，是一味可以利尿解毒的滋补药材，含有的异黄酮素、花青素和丰富的抗氧化剂维生素E能够补肾养血，清除自然基，抗衰防老，养颜美容。

　　黑木耳：黑木耳具有补气活血、滋润通便的作用，能消除血液里的废物，避免其淤积于肾脏。其中植物胶质能清洁血液，可清除肾脏内的废物，改善头发枯黄、脱落的现象。

　　黑芝麻：黑芝麻具有补肝肾、益气力、长肌肉、填脑髓的作用，对改善肾脏毒素淤积导致的眩晕、脱发、腰膝酸软的疗效有口皆碑。

　　葡萄：深紫色的葡萄可以帮助肠内黏液生成，清除体内的废物。特有的抗氧化剂多酚能够抑制自由基，延缓衰老。如果每天喝240毫升的葡萄汁，那患上肾结石的危险率将会大大降低。

四 无毒美人的养生之本—— 胃肠排毒

《黄帝内经》很强调胃肠的重要性，胃的功能一般能通过吃饭和消化的能力表现出来。脾胃是后天之本，也是气血生化之源，是制造精血的源头。人体的生长发育、维持身体正常运行所需要的一切营养物都靠脾胃供给。我们身上的精血全部通过胃消化饮食而来，如果胃不够好，营养物质无法被吸收，气色自然不会好到哪儿去。研究表示，人体衰老得最快、最早的器官其实就是肠道，而影响身体整体衰老趋势的也正是肠道。肠道是我们身体里重要的消化系统，营养从这里被吸收，毒素从这里排出，可以毫不夸张地说，肠道问题是万病之源。脾还主统血，"统"是统摄的意思，脾胃系统摄血而不外溢。例如，女性月经是往下流的，可是如果脾统血的功能丧失，血就有可能会上溢，导致流鼻血，所以女性流鼻血在中医里的一个因素是"经血倒流"。

肠胃"有毒"的表现

❶ **身体虚、气色差。**我们身体内的精血全部都是通过胃消化饮食而来，一旦胃肠毒素过多，营养物质无法正常分解和吸收，身体自然就会越来越弱，气色也不会好到哪里去。

❷ **失眠、睡眠质量差。**胃气在人体中应该是下行的。"胃不和则卧不安"，如果胃气因为毒素的阻塞而不往下降，就会影响睡眠质量，严重时更会导致失眠。

❸ **便秘、长痘。**胃肠因为毒素的囤积而出现问题时，其消化和排泄功能就会受到严重影响，从而导致便秘，而

对皮肤的直接影响就是长痘痘。许多脸上长痘痘的人往往都伴有便秘。

这样排毒最有效

❶ **按压胃肠排毒要穴。**护养胃肠的商丘穴位于内踝前下方凹陷处，保持适中的力度按压该穴位时会出现微微的酸胀感，每次左右脚交替按压3分钟左右即可。经常按压可增强胃肠消化能力，使食物中的毒素在最短的时间内排出体外。

❷ **少吃生冷、油炸、甜腻之物。**胃肠主管人体的消化功能，生冷、肥腻、油炸等食物都不利于胃肠的保养。这些食物更是让女性变胖、变老的罪魁祸首。

❸ **少烟少酒，啡茶快走。**吸烟会引起胃黏膜血管收缩，使前列腺素合成减少，更会刺激胃酸和胃蛋白酶的分泌。而酒精则会使胃黏膜发生充血水肿，甚至糜烂出血，而导致胃溃疡。咖啡、浓茶都含有咖啡因，能通过神经直接影响，使胃黏膜充血、分泌功能失调从而导致溃疡病。所以，远离烟酒、咖啡、浓茶，才是护养胃肠的根本所在。

胃肠最佳排毒时间

大肠的最佳排毒时间是清晨5～7点，胃的最佳排毒时间是早上7～9点，保持早睡早起的人在清晨起床后规律排便是为胃肠排毒的最佳表现，一天的清毒行动从此开始。

胃肠排毒第一式
风吹树式

快瘦指数： ★★★★★
燃脂指数： ★★★★★
呼吸方式：腹式呼吸
修炼次数：1次

排毒瘦身魔效

　　胃肠就像一台不停工作的机器，每天吸收消化食物，以提供身体各器官与细胞所需要的养分。如果胃肠功能受损，我们的身体不但得不到基本所需的营养成分，还会因为消化不良、毒素囤积等因素，让身体变得虚弱无比，就更别提美丽了。风吹树式能活动腰腹部肌肉群，按摩和滋养胃肠，打通足阳明胃经，提高消化功能，使我们的身体维持在一个健康的状态。

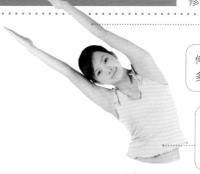

伸展手臂，消除双臂多余赘肉。

活动腰腹部肌肉，按摩和滋养胃肠，打通足阳明胃经。

练习步骤

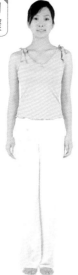
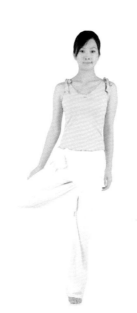
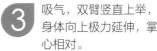

① 站立，双腿并拢，双手自然垂于体侧，腰背挺直。

② 屈右膝，将右脚脚掌放在左大腿内侧，右膝向外打开，使髋部保持平行。

③ 吸气，双臂竖直上举，身体向上极力延伸，掌心相对。

④ 呼气，身体向右侧弯腰到极限，目视正前方，保持数秒；边吸气，边将身体回到正中，换另一侧进行同样的练习。

胃肠排毒第二式
胃肠清洁法

快瘦指数：★★★★★

燃脂指数：★★★★★

呼吸方式：腹式呼吸

修炼次数：1次

排毒瘦身魔效

　　上班时的忙碌，让很多OL们的吃饭成了一件草率的事儿，随便一盒快餐应付，而快食多盐多油，使OL们的胃肠里经常积存着许多废物。胃肠担负着能量转换、营养吸收等重要工作，而且容量有限，如果它储满废物，不及时清肠就会积食，营养就难以被吸收。练习胃肠清洁法能净化胃肠组织，增加排便次数，促进胃肠道的蠕动和消化液的分泌。

练习步骤

1 先喝下200毫升的温开水，做大约5分钟的腹式呼吸。

2 然后喝下500毫升加了少许柠檬片和食盐的温水。

3 5分钟后，进行乾坤扭转、步步莲花等腰腹部扭转或拉伸的体式练习。

4 体式练习结束后，再次饮入约500毫升清水，放松调整腹式呼吸，并顺时针按摩腹部3～5分钟。

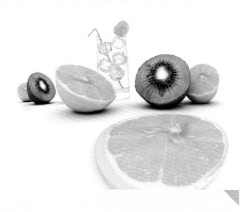

经络美人

爱胃肠食物全公开

　　胃肠最喜欢的颜色——黄色。从五行上来讲，胃属土，土系器官如果出现问题，相应地应该用黄色的食物来调理。胃肠在身体中扮演着养分供给者的角色，只有从内将它们调理好了，气血才会旺盛，身体功能才能保持正常的运作。

　　黄豆：黄豆对于胃中积热、厌恶油腻有很好的疗效。黄豆是素食主义者蛋白质的主要来源，多喝豆浆、吃豆类食品，不仅可以滋养胃肠，还可以美容养颜。

　　南瓜：南瓜能健脾养胃，能促进食欲、改善胃痛，对于脾胃不调引起的手脚冰凉、易疲倦、体力差有明显的疗效。南瓜含有维生素A，可保护胃黏膜。

　　玉米：玉米是肠道的"清道夫"，里面富含的膳食纤维能使大便畅通，刺激肠壁和胃壁的蠕动，减少毒素对胃肠的危害，有效预防便秘、痔疮和直肠癌。

　　红薯：所含黏蛋白是一种由多糖组成的糖蛋白，可保持人体血管壁的弹性，帮助胃肠向血液输送养料；富含的膳食纤维能牢牢地"抓"住食物中的油脂和废物残渣，将它们排出体外。

　　香蕉：香蕉是安定神经、消除烦渴的很好的水果，其含有的天然抗生素可抑制体内细菌繁殖；其中的寡糖还可促进大肠内乳酸杆菌的繁殖，促进肠胃蠕动，有助于通便排毒。

窈窕淑女的素颜秘密
——淋巴系统排毒 五

淋巴系统像遍布全身的血液循环系统一样，也是一个网状的液体系统，它由淋巴管道、淋巴器官、淋巴液组成。淋巴系统是人体的重要防卫体系，与心血管系统密切相关。淋巴系统能制造白细胞和抗体，逐出病原体，参与免疫反应，对于液体和养分在体内的分配也有重要作用。简单来说，淋巴就是人体的免疫系统，是肺脏、皮肤、肝脏、肾脏等器官的毒素"转运站"，毒素从淋巴结过滤到血液，通过上述器官再排出体外。淋巴循环是人体自律性的一种生理功能，与身体的变化和调节有着非常直接的关系。人受伤以后组织会肿胀，要靠淋巴系统来排除积聚的液体，恢复正常的液体循环。一旦淋巴循环出现了异常，我们的身体功能和皮肤就会随之爆发一连串的问题，例如下半身肥胖、皮肤易粗糙衰老、便秘、妇科病等。我们需要通过修炼瑜伽来加强对淋巴的刺激和按摩，促进体内毒素的全面排出，才能做到真正意义上的"无毒一身轻"。

■ 淋巴系统"有毒"的表现

❶ **免疫力低。**淋巴系统遍布全身，由淋巴液、淋巴管与淋巴结组成，负责体内物质循环运输的功能，更负责免疫防御的角色。一旦淋巴系统因为过多的毒素堆积而导致新陈代谢受阻，人体免疫系统的作用自然就会降低。

❷ **全身性水肿。**淋巴系统可回收组织中新陈代谢所产生的物质，包含营养成分或废物，使其进入血液循环系统，由肝脏或肾脏代谢后排出体外。如果毒物堵塞导致血液循环不良，这些物质可能会阻塞淋巴结，使其无法顺畅运回静脉，将会造成全身性水肿。

■ 这样排毒最有效

❶ **淋巴引流排毒术。**将整个脸部、颈部、肩膀抹上精油，以拇指放在额头中央，由眉头到发际；从额头开始，用拇指由额头中间往太阳穴的方向推；在脸颊处，以四指按压鼻窦之后向两旁移动到耳朵；食指、中指从下巴中间推向两侧，至耳朵下面；以拇指操作，由耳后沿胸锁乳突肌推到锁骨中间；手掌置于胸前，由锁骨处往腋下推。重复多次。

❷ **多吃高蛋白食物，少吃高糖、高胆固醇食物。**淋巴细胞也是白细胞的一种，主要的有效成分是蛋白质，每天吃适量的高蛋白食物，如鸡蛋、豆浆、牛奶、瘦肉等即可。很多肥胖的人胸腺基本被脂肪占据，失去了制造白细胞的功能，会导致免疫力的下降，所以必须严格控制体重，减少对高糖、高胆固醇食物的摄入。

❸ **作息正常，多喝水。**多喝水也能加速淋巴系统循环，是既方便又实用的淋巴排毒法。适度地运动、每天喝足八大杯水、吃得营养均衡、保证睡眠质量，这样一来，人体的肠胃功能便会正常运行，囤积的毒素也就自动排出体外。这种天然的"体内环保"措施更值得推崇。

■ 淋巴系统最佳排毒时间

晚上9～11点是淋巴系统的黄金排毒时间，此时最好让身体可以得到充分并且安静的休养，做做瑜伽冥想、听听音乐都是不错的选择。

淋巴系统排毒第一式
肩倒立式

快瘦指数：★★★★★
燃脂指数：★★★★★
呼吸方式：腹式呼吸
修炼次数：1次

排毒瘦身魔效

　　当摄入过量的脂肪难以消化的时候，这些脂肪分子便会进入淋巴管，进行体内循环，而过量脂肪的出现，容易抑制人体免疫系统对抗细菌的能力。所以肥胖的人、淋巴系统病变的人都容易患传染病等。肩倒立式将全身的重力都均匀地集中在颈部的淋巴结，能有效地按摩和疏通颈部淋巴系统，让健康的细胞及时把毒素排出体外，增强免疫力。

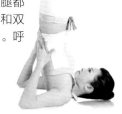

> 按摩和疏通颈部淋巴系统，清除毒素，增强免疫力。

练习步骤

① 仰卧，双腿伸直并拢，双手自然贴放在身体两侧，掌心贴地。

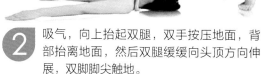

② 吸气，向上抬起双腿，双手按压地面，背部抬离地面，然后双腿缓缓向头顶方向伸展，双脚脚尖触地。

④ 吸气，伸直双腿，使背部、臀部、双腿都与地面保持垂直。头部、肩部、上臂和双肘撑地，收下颌、抵锁骨，保持数秒。呼气，身体一节一节慢慢地还原至仰卧。

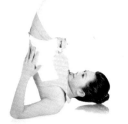

③ 双手扶在腰间，呼气，双腿离地，慢慢向上抬至与地面平行的位置，保持数秒。

淋巴系统排毒第二式
圣哲玛里琪一式

快瘦指数：★★★★
燃脂指数：★★★★★
呼吸方式：腹式呼吸
修炼次数：1次

排毒瘦身魔效

　　这个体式能最大限度地拉伸颈部肌肉，从而打通颌下、颈上和锁骨上的淋巴结，促进淋巴腺分泌淋巴液，维持人体正常的排毒代谢功能。圣哲玛里琪一式还能加强腹部和背部的血液循环，使腹部脏器得到很好的挤压和按摩，加速燃烧腰腹部囤积的脂肪群，并能加强手臂和手指的力量，滋养双肩。

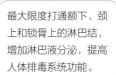

最大限度打通颌下、颈上和锁骨上的淋巴结，增加淋巴液分泌，提高人体排毒系统功能。

拉伸腰背肌肉，加速燃烧此处囤积的脂肪群。

练习步骤

1 长坐，吸气，弯曲右腿，使右脚脚掌贴地，小腿与地面垂直、与大腿贴紧。右臂反向环绕右膝，前臂指向背后，两手十指相扣。

2 呼气，身体向左侧扭转，左手从背后伸出，与背后的右手十指相扣并紧紧相握。保持这个姿势数秒，保持自然深长的呼吸。

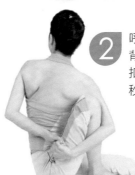

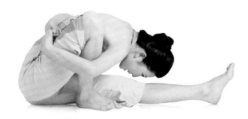

3 吸气，上半身前倾下压，头部尽量靠近左膝，用鼻尖去触碰膝盖。保持一段时间，呼气，身体还原，换另一侧重复练习。

经络美人

无毒一身轻，净化身体内在环境

是什么让我们身体臃肿？脂肪当然是罪魁祸首，但是除了脂肪以外，长久堆积在体内的毒素也是帮凶。我们的身体每天都在排毒，大概70%的毒素是通过尿液排出的，20%是排便的任务，而剩下的10%则分别由汗液、指甲和头发排出。所以，只要不便秘，就已经完成90%的排毒任务了。

◆ 食物是最好的排毒大师

排毒的首要条件是摄入尽可能少的毒素，管好自己的嘴巴，多吃蔬菜水果、少吃零食等。食物是最好、最有力的"排毒大师"，特别是像土豆、红薯、南瓜这些粗纤维食物，都可以加速排毒。排毒疗效显著的食物有：黄瓜、海带、黑木耳、胡萝卜、苦瓜、香菇等。还有，泡脚的同时加入艾草、川芎、当归、薄荷，也可以加强排毒效果。

喝茶也要用心。花茶中，蒲公英有利尿、消炎的功效，小茴香草能促进消化系统运作。在饮食上用心，能保证我们的身体有一个洁净的内部环境，从而有良好的精神状态、细致的皮肤和匀称的身材。

◆ 大便畅通才是美丽王道

如果长期便秘，身体里的有害物质就难以及时排出，容易腹胀、易怒、嘴巴里有异味等。这主要是由于精细加工食品吃得过多，而粗粮又吃得太少。另外，工作忙碌、心理压力大、精神过于兴奋或者压抑、作息时间不规律等因素也会造成便秘。

一旦便秘，早饭最好吃燕麦片。燕麦片里面的膳食纤维能促进排便。平时除了要多喝水之外，香蕉和苹果也要多吃。注意买香蕉时，一定要挑那些完全熟透、通体金黄的才可以。带有青绿色的还未熟，里面含有鞣酸，会抑制胃液分泌并抑制胃肠蠕动，吃了反而会加重便秘。苹果含有丰富的膳食纤维——果胶，多吃苹果可以起到润肠通便的作用。其他方面，像酸奶、芹菜、柠檬水、荞麦等都可以帮助排出身体里的毒素。

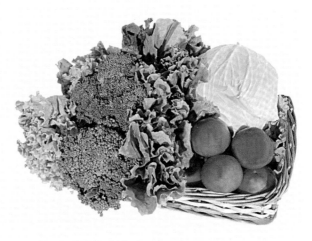

◆ 按摩和刮痧彻底来排毒

皮肤是身体最大的排毒器官，通过中医的一些方法，比如按摩和刮痧就可以促进排毒，让你的皮肤变光滑、明亮。肝脏、肺、肾脏、淋巴也都因此得到保养。

按摩可促进血液循环和淋巴畅通，使体内废物容易排出。每天早晚顺时针按摩小腹50次以上，如果感觉自己按摩的力度不够大，可以用瓶子按压着转，这样力度会大点。按摩后背部膀胱经，也可以直接促进排毒。

所谓的"痧"就是身体里的气血由于淤积和堵塞不通畅，从而导致毒素在经脉里堆积，时间久了容易导致病变。而刮痧就是将血管里的淤血和毒素清除到血管外，使其经过血液的重新吸收循环，随着尿液排出。

具体方法是：先将后背的皮肤涂抹按摩膏或者橄榄油，用手掌将后背皮肤搓热，然后用刮痧板顺着一个方向刮，皮肤就会出痧。

"无龄"美人的不老传奇——皮肤排毒 六

人类是恒温动物，不管天气冷暖变化，我们依然能保持37℃左右的体温，这都要归功于皮肤的调节体温功能。覆盖人体全身表面的皮肤是保护体内的器官组织，也具有排毒的功能。皮肤保护我们的身体，防止细菌、微生物入侵与减少水分的流失。皮肤中的汗腺能排出汗水、盐分、乳酸、尿酸和尿素等，人体约3%的毒素是从汗水中排泄出来的。人类若失去1/3的皮肤，生命就会非常危险。当肌肤在莫名其妙间，产生粗糙、暗沉、油腻等诸多问题时，就是在郑重地警告你，或许它已经中毒不浅了。毒素堪称皮肤的"新型杀手"，它们四处开花，无孔不入，任压力繁多的现代女性何等八面玲珑，也无法拒毒素于门外，它能轻而易举地毁肌肤于无形。因此，不管是为健康还是为美丽，替皮肤排毒，刻不容缓。

■ 皮肤"有毒"表现在

❶ **皮肤粗糙，雀斑、痤疮横行。**大家都知道，皮肤的最大天敌是自由基，各种毒素囤积于体内就会直接产生影响皮肤健康的自由基。这些毒素会阻碍人体气血的正常运作，耗气伤津，更能透过皮肤向外溢，使皮肤变得粗糙暗沉，失去光泽，更可能出现痤疮、雀斑、黑斑等让女性避而远之的皮肤问题。

❷ **排汗能力弱。**众所周知，皮肤是身体最大的排泄器官，你的身体时常通过出汗排出其他器官很难排出的毒素。一旦皮肤内囤积毒素，这一排汗功能就会减弱，严重威胁到身体健康。

■ 这样排毒最有效

❶ **排汗解毒法。**让身体痛痛快快地出一身汗，瑜伽、慢跑、游泳等，让汗液带走体内隐藏的毒素，会让我们的身体清爽起来，皮肤的排毒抗毒能力也快速增强。

❷ **精油热水浴。**除了运动之外，让身体全面出汗的方法还可以是让人彻底放松的精油热水浴。在浴池中适量地加入一些生姜和薄荷精油，可疏通郁结的汗腺，助汗液分泌更为畅快，排出身体深处的毒素。

❸ **食盐、蜂蜜按摩法。**食盐具有消炎杀菌的功效，其实它的排毒功效也很独到。如果你是油性肌肤中毒者，可试着将一小勺盐与蜂蜜调匀后，均匀地涂抹在脸上并轻轻地按摩5分钟后用清水洗去。盐有深层清洁皮肤毛孔的作用，能温和地去除残留角质，而蜂蜜水则能及时补充肌肤营养，每个星期一次，可以帮助清除皮肤毒素。

■ 皮肤最佳排毒时间

皮肤覆盖全身每一个角落，它必须连续不断地坚持在每个工作岗位上。皮肤是我们身体最大的排泄器官，盐、尿素、氨等体内毒素都通过皮肤排泄出来，因此，保护好你的皮肤吧，让身体通过排汗的形式排出其他器官很难排出的毒素。

皮肤排毒第一式
奔月式

快瘦指数：★★★★
燃脂指数：★★★★★
呼吸方式：腹式呼吸
修炼次数：2次

刺激胸腺分泌激素，增强人体免疫系统功能。

滋养脊柱，打通背部膀胱经，使毒素通过皮肤快速排出。

排毒瘦身魔效

　　皮肤是人体健康的晴雨表：皮肤苍白，缺乏弹性，说明此人情绪低落，生活压力大；下颌蹿出了小痘痘，说明这段时间的饮食刺激性太大；而红光满面、容光焕发则是身体处于健康状态的最佳外在表现。奔月式有伸展上肢、提升内部脏腑的功能；可以按摩整个脊椎，刺激胸腺分泌激素，增强免疫系统功能，使气血充盈身体；打通背部膀胱经，使毒素能通过皮肤更快地排出体外，从内而外地调节肌肤，维持和增强皮肤排毒功能。

练习步骤

1 跪立，双膝并拢，腰背挺直，双手自然垂放于体侧。

2 吸气，左脚前伸，脚尖绷直，双手于胸前合十，保持腰部挺直。

3 呼气，双臂高举过头顶，带动上半身慢慢向后仰，感觉胸部、腰部肌肉的拉伸和紧绷感，双眼望向指尖。吸气，身体回正，换另一侧重复练习。

皮肤排毒第二式
轮式

快瘦指数：★★★★★
燃脂指数：★★★★★
呼吸方式：腹式呼吸
修炼次数：2次

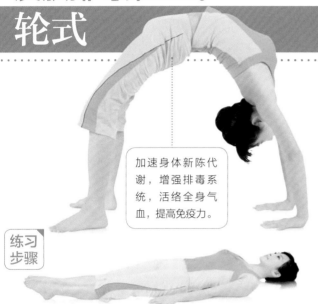

加速身体新陈代谢，增强排毒系统，活络全身气血，提高免疫力。

排毒瘦身魔效

为了保持皮肤的健康美丽，每周至少进行一次使身体出汗的有氧运动是现代人必须去做的事情。汗液99%以上是水分，其余主要成分为盐分以及少量的尿素、尿酸、乳酸和油脂等。练习瑜伽能加速身体新陈代谢、增强身体排毒功能。

练习步骤

1 仰卧，双手自然放在身体两侧，双腿并拢，脚尖绷紧。

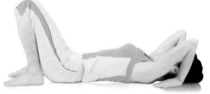

2 弯曲双膝，尽量将双脚靠近臀部，双手向后放在头两侧的地上，掌心贴地，指尖指向双肩的方向。

经络美人

晚间健康排毒，让肌肤润起来

能够拥有高质量的深层睡眠，对身体的修复很有帮助，因为好的睡眠状态能真正提高系统免疫力以及肌肤优越的细胞修护力、新陈代谢等功能，令身体减压、放松、排毒，好处多多。

从中医理论来说，皮肤休养生息的重要时间是晚上11点到次日凌晨2点，这是胆经与肝经的循环时间。肝主藏血，也是人体解毒的重要器官，所以此时应沉睡，以帮助清除体内毒素，如此一来，隔日肌肤才能明净透亮。

现在就做——夜间11点到次日凌晨2点是身体排毒的时间，爱美的女生一定要让自己在这个时段进入睡眠状态，肝脏才能得以完成代谢废物的工作程序，让你的皮肤明艳动人。

早晨9~11点为一天的精华时段，此时的注意力和记忆力最好，千万不要因为赖床而荒废了这个黄金时段，让全天的时间都有效地被利用起来吧！

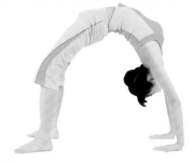

3 吸气，腰腹部肌肉收紧，用力撑起上半身。臀部、双腿及腰部呈弧形，用双脚和双手的力量支撑腰部，带动身体重心上移；呼气，脚尖点地，脚后跟尽量抬高，坚持这个动作约2个呼吸时长。放松，慢慢地将身体还原至初始姿势。

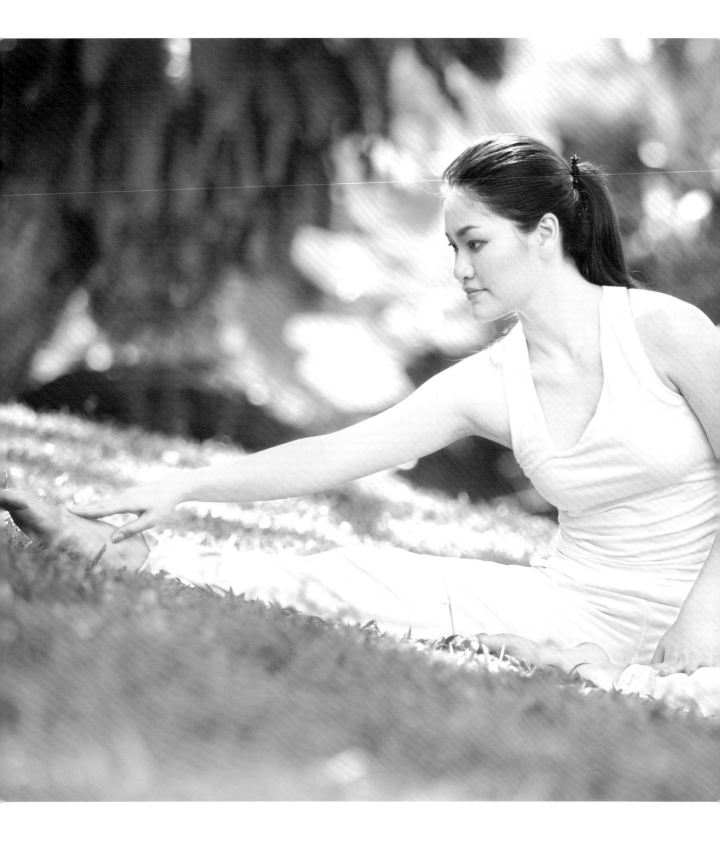

CHAPTER 06

"瑜美人"
减压排毒更健康

无穷无尽的压力来源于生活。

要知道，心理因素也会引起体内毒素的产生和滞留。

不良的心态本身就是一种无形的毒素，

当情志波动的强度过大或持续时间过久，

超过了人体所能调节的限度时，

便会引起脏腑气血紊乱，导致一系列的功能失调。

压力正在作为毒素危害着人体的身心健康，

心理排毒势在必行。

快速消除疲劳——
伸展式

疲劳是许多疾病的根源，也是加速女性衰老的重要因素之一。长期疲劳会导致内分泌系统的平衡被破坏、免疫力下降、体内毒素滋生、皮肤微循环减弱、新陈代谢功能降低。表现为：精力不足、气色差、皮肤粗糙老化、色斑横生、脸色暗沉、抵抗力低下、失眠多梦、眼圈发黑等。必须从这一刻起打起精神，赶走疲劳，因为这是恢复美丽容颜和健康身心的第一步。

快速消除疲劳第一式
扭脊式

快瘦指数：★ ★ ★ ★
燃脂指数：★ ★ ★ ★ ★
呼吸方式：腹式呼吸
修炼次数：2次

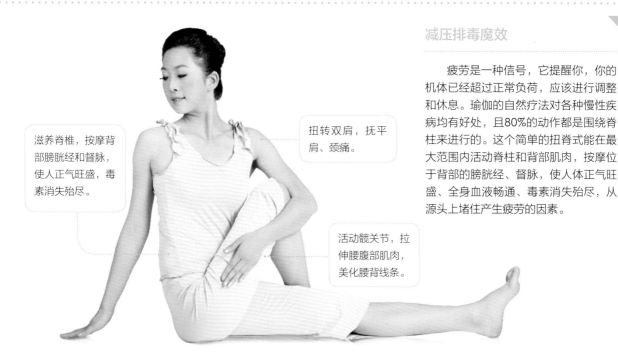

滋养脊椎，按摩背部膀胱经和督脉，使人正气旺盛，毒素消失殆尽。

扭转双肩，抚平肩、颈痛。

活动髋关节，拉伸腰腹部肌肉，美化腰背线条。

减压排毒魔效

疲劳是一种信号，它提醒你，你的机体已经超过正常负荷，应该进行调整和休息。瑜伽的自然疗法对各种慢性疾病均有好处，且80%的动作都是围绕脊柱来进行的。这个简单的扭脊式能在最大范围内活动脊柱和背部肌肉，按摩位于背部的膀胱经、督脉，使人体正气旺盛、全身血液畅通、毒素消失殆尽，从源头上堵住产生疲劳的因素。

练习步骤

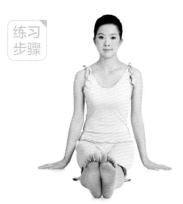

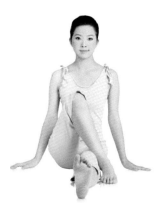

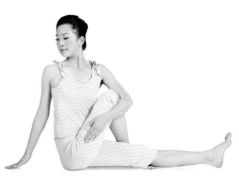

1 长坐，双腿向前伸直，保持腰背挺直，双手放在臀外侧的地面上，掌心贴地，目视前方。

2 吸气，右脚跨过左膝平放在地上，脚跟收近左臂处。

3 呼气，左手放在右大腿外侧；吸气，挺直腰背；呼气，身体向右后侧扭转，右肩向后打开，头转向右后侧，保持3次呼吸时长。吸气，换另一侧进行重复练习。

快速消除疲劳第二式
三角伸展式

快瘦指数：★★★★
燃脂指数：★★★★★
呼吸方式：腹式呼吸
修炼次数：1次

减压排毒魔效

在日常生活中，我们的身体很少出现这样的脊椎侧伸动作。做三角伸展式时，身体向一侧方向完全伸展，感觉你的气息引导着全身血液的流向，像一株即将面临暴风雨却仍然保持稳定和从容的大树，以此消除身体上的疲惫感和净化浮躁的内心。这个体式能加快背部血液循环，活动脊柱肌肉，按摩腹部器官，促进胃肠蠕动，避免消化不良及预防便秘。

拉伸腰侧肌肉，加速脂肪代谢，滋养骨盆，消除疲惫感。

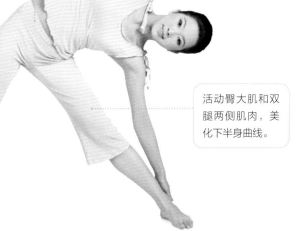

活动臀大肌和双腿两侧肌肉，美化下半身曲线。

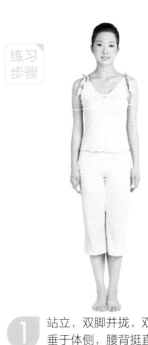

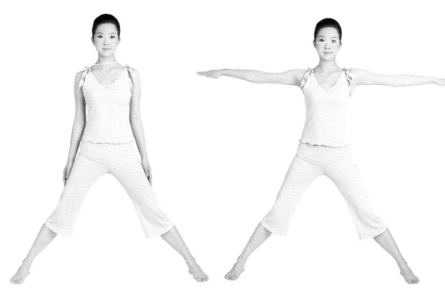

1 站立，双脚并拢，双臂自然垂于体侧，腰背挺直，目视前方。

2 双腿左右尽量打开，脚尖向前，略朝外展。

3 吸气，双臂向两侧平举，成一条与地面平行的直线，膝盖绷直。

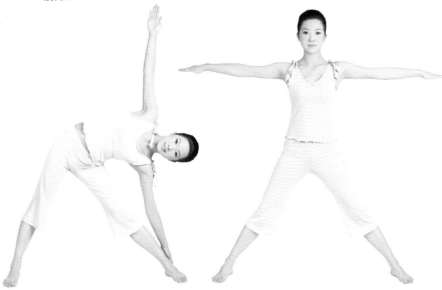

4 呼气，双臂带动身体向左侧弯腰至极限，左手触碰左脚脚踝，目视前方，整个身体保持在一个平面上。

5 吸气，起身，恢复双臂平举姿势。吸气，换另一侧重复练习。

6 呼气，收拢双腿，双臂自然下垂，身体还原至初始站姿。

谢绝焦虑 ——伸展式 二

现代社会，焦虑和压力就像恶性病毒一样席卷而来，我们都过着忙碌的生活，却总是不能给自己足够的时间来放松，这就使焦虑成为危害健康的老生常谈的问题。我们的精神同样需要排毒和净化，面对各种各样问题的时候，就如圣严法师所说："面对它、接受它、处理它、放下它。"请在瑜伽的世界里彻底放松，将自己从过度焦虑的困境中解救出来。

谢绝焦虑第一式 单腿桥式

快瘦指数：★★★★
燃脂指数：★★★★★
呼吸方式：腹式呼吸
修炼次数：1次

减压排毒魔效

焦虑症的诱发主要与人的个性和环境有关。个性有缺陷，如过分内向或过于神经质等，所处环境竞争激烈、长期从事脑力劳动、人际关系紧张等，也会导致过度焦虑。单腿桥式能舒缓背部的僵硬，愉悦心情；同时还能刺激双肺，改善新陈代谢，拉伸和按摩腹部器官，有益于女性生殖系统；并能同时锻炼脊椎的灵活性，保养膝盖和脚踝，使髋关节、臀部和双腿更为强健。

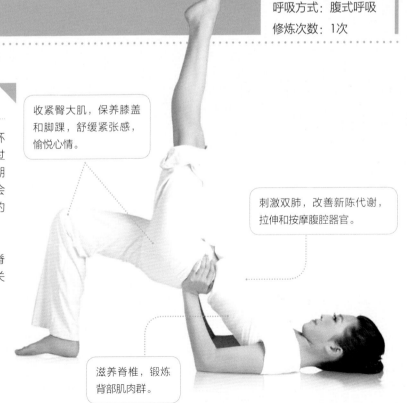

收紧臀大肌，保养膝盖和脚踝，舒缓紧张感，愉悦心情。

刺激双肺，改善新陈代谢，拉伸和按摩腹腔器官。

滋养脊椎，锻炼背部肌肉群。

练习
步骤

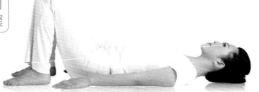

1 仰卧，屈膝，双脚脚跟尽量靠近臀部，双手自然放于身体两侧，靠近双脚脚跟。

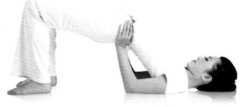

2 吸气，抬起上半身、臀部及大腿，双肩和双脚撑地，双手托腰，双肘撑地，以保护腰部。

3 呼气，右腿绷直，缓缓向上移动，直至单脚与地面垂直，保持数秒。

4 单腿放回，还原至初始姿势。吸气，换另一侧重复练习。

谢绝焦虑第二式
双角式

快瘦指数：★★★★
燃脂指数：★★★★
呼吸方式：腹式呼吸
修炼次数：3～5次

减压排毒魔效

　　焦虑是人人都有的情绪表现，只是发展到一定程度才会出现病态。对于性情急躁、性格内向的办公族来说，要克服性格上的弱点，与人和睦相处，也要学会心态平和。经常修炼瑜伽，能够有效预防焦虑的产生。做双角式时能感受到血液由背部流向头部，使全身躯干及头部血液的流动更通畅，为大脑带来更多的养分，使人神清气爽，焦虑感随之消失。同时还能锻炼腹部肌肉，有助于减轻体重、按摩腹部器官、增强消化功能。

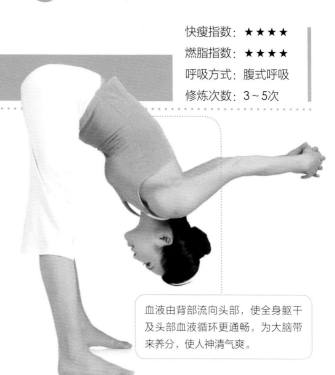

血液由背部流向头部，使全身躯干及头部血液循环更通畅，为大脑带来养分，使人神清气爽。

练习步骤

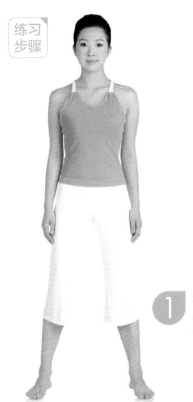

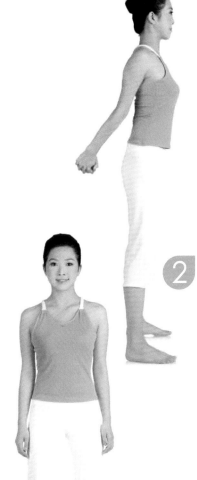

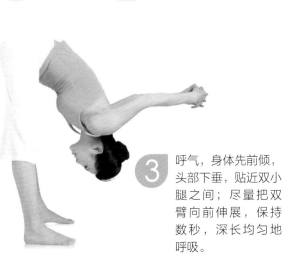

1 站立，双脚分开，与肩同宽，双臂自然垂于体侧。

2 吸气，双手在背后十指相扣；双臂向后绷直，双手距臀部约10厘米。

3 呼气，身体先前倾，头部下垂，贴近双小腿之间；尽量把双臂向前伸展，保持数秒，深长均匀地呼吸。

4 吸气，抬头起身,恢复至初始站姿。

三 赶走头痛——伸展式

　　一个人一生中不会只遭遇一种疼痛，除了腹痛比较频繁外，最常见的恐怕就是所有人都惧怕的头痛了。据调查，头痛的种类繁多且复杂。而头痛的降临往往像爱情发生那般突如其来，只是爱情带来的是甜蜜，而头痛带来的是痛苦和煎熬。种种负面情绪问题都有可能导致头痛，最常见的紧张性头痛发作时，可扩散至颈、肩、背部，呈轻中度疼痛，痛时有麻木、发硬、绷紧感，让人不堪其扰。击败头痛的最好办法就是舒缓所有负面情绪，养成良好的生活习惯，劳逸结合，戒烟戒酒，坚持修炼瑜伽。

赶走头痛第一式 猫伏式

快瘦指数：★★★★
燃脂指数：★★★★★
呼吸方式：腹式呼吸
修炼次数：2次

减压排毒魔效

　　头痛，会让女人容颜暗淡，无精打采，就算化上最精致的妆，也无法掩饰发自身体最核心地带的痛感与不安。猫伏式能强有力地按摩位于头部、腰部、背部的众多穴位，让大量的新鲜血液温和地流到头部和面部，促进脑部的血液循环，让练习者迅速恢复精力。对因工作紧张或压力过大而引起的"情绪性头痛"等不良症状效果明显。

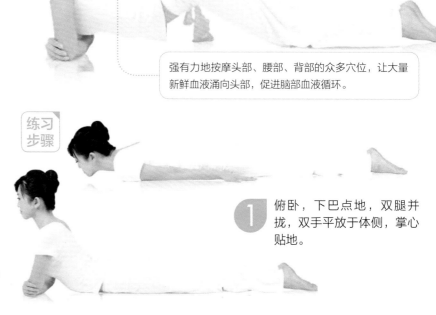

强有力地按摩头部、腰部、背部的众多穴位，让大量新鲜血液涌向头部，促进脑部血液循环。

练习步骤

① 俯卧，下巴点地，双腿并拢，双手平放于体侧，掌心贴地。

② 双臂屈肘，手抓对侧肘部；吸气，上身抬升，用两上臂支撑。

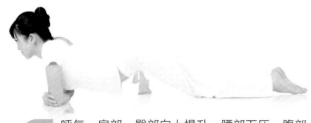

3 呼气，肩部、臀部向上提升，腰部下压，腹部离开地面，用双膝及双上臂支撑，保持双膝和双臂不动。

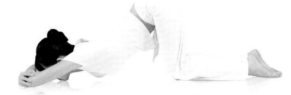

4 吸气，双上臂肌肉用力，以双膝为支点撑起上半身，头、肩、胸部下压，保持数秒。呼气还原，重心前移，身体恢复到初始俯卧姿势。

赶走头痛第二式
婴儿式

快瘦指数：★ ★ ★ ★
燃脂指数：★ ★ ★ ★ ★
呼吸方式：腹式呼吸
修炼次数：2次

放松双肩，有效改善因肩颈酸痛引起的头痛现象。

练习步骤

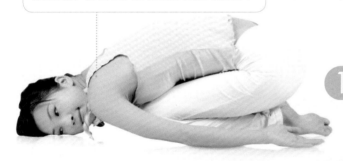

减压排毒魔效

　　长时间面对电脑，大脑供血不足、肩颈酸痛，容易引起头痛。婴儿式通过对肩部的完全放松，能有效地改善因肩颈酸痛引起的头痛现象。当头触地面、上半身紧贴双腿时，心脏会持续不断地向大脑供给养分，也能有效改善因大脑供血不足引起的头痛症状。练习时臀部尽量向后，自然坐落在脚后跟上，使颈椎到尾椎整个脊椎以及神经都能得到放松和按摩。

1 吸气，双腿并拢跪地，臀部坐于脚后跟上，腰背挺直，双手自然垂于身体两侧。

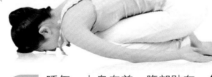

2 呼气，上身向前，腹部贴在大腿上，前额触地；双手垂放于身体两侧，掌心向下，让肩膀放松，自然下沉。

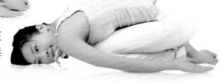

3 一侧面部贴向地面，这是一个休息的姿势，可以保持此姿势30秒甚至几分钟。吸气，换另一侧重复练习。

四 | 安然入眠——伸展式

　　美女是睡出来的，多少惊艳绝伦的女明星都纷纷表示，她们的养颜秘方就是保持在夜晚11点到次日凌晨3点这段黄金时间好好睡个美容觉。著名艺人大S更多次公开表示，再昂贵的化妆品也抵不上你乖乖地躺在床上睡一觉。一旦出现失眠，就意味着睡眠时间的减少和睡眠质量的降低，进而导致白天工作效率急降。长期的慢性失眠可以导致严重的心理和生理方面的功能失调，表现为：心绪烦乱、抑郁和焦虑以及注意力的下降。所以，必须保持足够的睡眠时间和睡眠质量，让身心处于精神饱满健康的状态。

安然入眠第一式
敬礼式

快瘦指数：★★★★
燃脂指数：★★★★
呼吸方式：腹式呼吸
修炼次数：1次

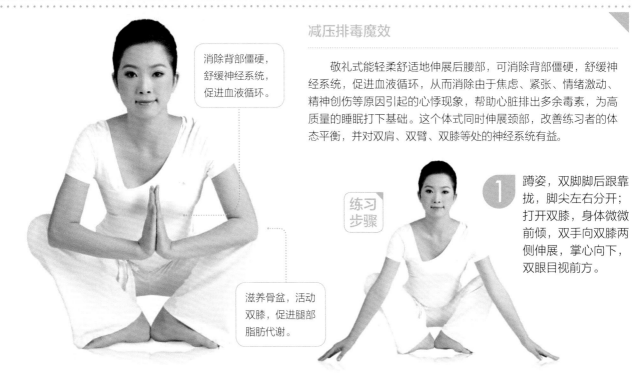

消除背部僵硬，舒缓神经系统，促进血液循环。

滋养骨盆，活动双膝，促进腿部脂肪代谢。

减压排毒魔效

　　敬礼式能轻柔舒适地伸展后腰部，可消除背部僵硬，舒缓神经系统，促进血液循环，从而消除由于焦虑、紧张、情绪激动、精神创伤等原因引起的心悸现象，帮助心脏排出多余毒素，为高质量的睡眠打下基础。这个体式同时伸展颈部，改善练习者的体态平衡，并对双肩、双臂、双膝等处的神经系统有益。

练习步骤

1　蹲姿，双脚脚后跟靠拢，脚尖左右分开；打开双膝，身体微微前倾，双手向双膝两侧伸展，掌心向下，双眼目视前方。

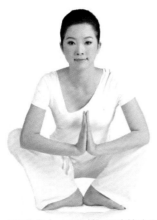

② 吸气，双掌合十，双肘推双膝使之尽量向外展。

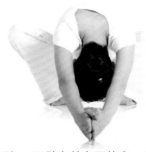

③ 呼气，双臂向前向下伸直，直至小指触地；低头，面朝下，上半身随之向下弯。吸气，保持这个姿势数秒，呼气还原。

安然入眠第二式
动物放松式

快瘦指数：★★★★
燃脂指数：★★★★★
呼吸方式：腹式呼吸
修炼次数：1次

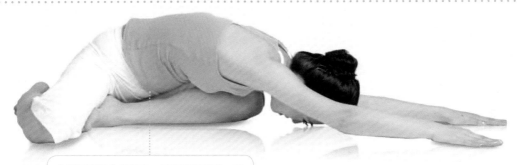

放松双肩及全身肌肉，按摩腹部器官，有效消除疲劳，让人进入深沉的睡眠状态。

减压排毒魔效

　　如果睡眠质量无法保证，经常睁着眼睛数羊到天亮，容颜自然不用提了，肯定憔悴不堪。动物放松式是一种下弯休息的姿势，有利于缓解一天的紧张，使全身肌肉得到放松，从而进入休息状态，有效消除疲劳，有利于进入深沉的睡眠。

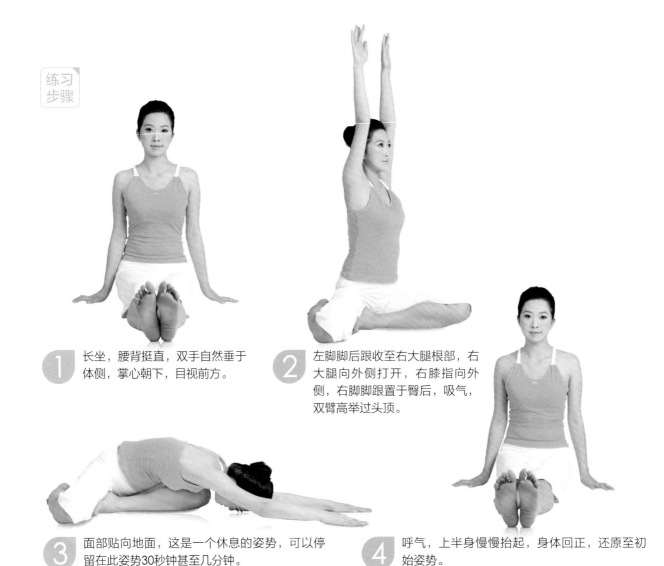

① 长坐，腰背挺直，双手自然垂于体侧，掌心朝下，目视前方。

② 左脚脚后跟收至右大腿根部，右大腿向外侧打开，右膝指向外侧，右脚脚跟置于臀后，吸气，双臂高举过头顶。

③ 面部贴向地面，这是一个休息的姿势，可以停留在此姿势30秒钟甚至几分钟。

④ 呼气，上半身慢慢抬起，身体回正，还原至初始姿势。

经络美人

指压促眠美容觉

　　美容觉的时间是晚上的11点到次日凌晨3点，这是身体内部自我调整的最佳时间，所以睡好美容觉对每个女性来说至关重要。然而熬夜、失眠、多梦的困扰，让美容觉质量一落千丈，皮肤和气色自然越来越差。其实只要找对穴位按摩的方法，在睡眠之前用指尖按压期门穴、巨阙穴、鸠尾穴和关元穴，就能轻松睡好美容觉，唤回鲜活靓丽的面容。

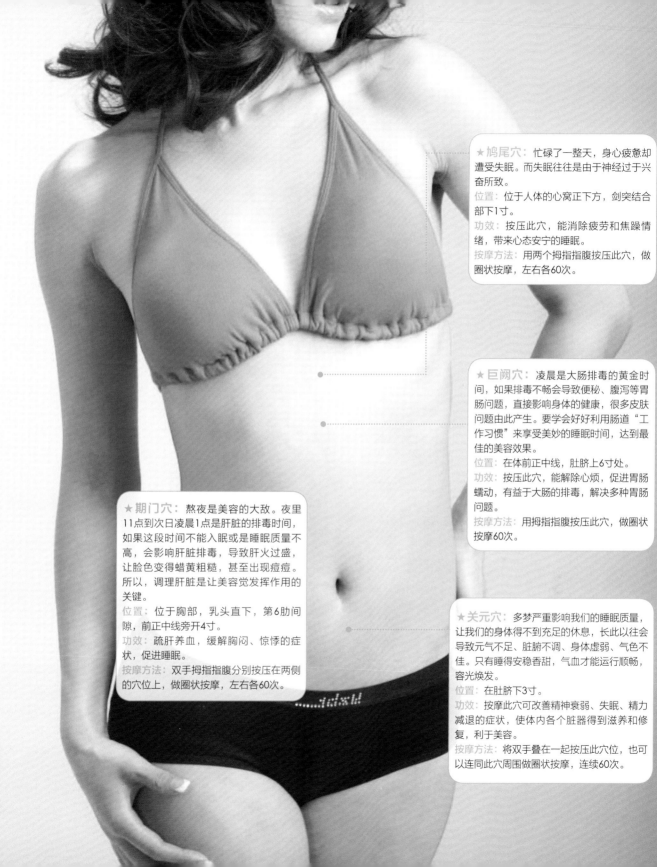

★ 鸠尾穴：忙碌了一整天，身心疲惫却遭受失眠。而失眠往往是由于神经过于兴奋所致。

位置：位于人体的心窝正下方，剑突结合部下1寸。

功效：按压此穴，能消除疲劳和焦躁情绪，带来心态安宁的睡眠。

按摩方法：用两个拇指指腹按压此穴，做圈状按摩，左右各60次。

★ 巨阙穴：凌晨是大肠排毒的黄金时间，如果排毒不畅会导致便秘、腹泻等胃肠问题，直接影响身体的健康，很多皮肤问题由此产生。要学会好好利用肠道"工作习惯"来享受美妙的睡眠时间，达到最佳的美容效果。

位置：在体前正中线，肚脐上6寸处。

功效：按压此穴，能解除心烦，促进胃肠蠕动，有益于大肠的排毒，解决多种胃肠问题。

按摩方法：用拇指指腹按压此穴，做圈状按摩60次。

★ 期门穴：熬夜是美容的大敌。夜里11点到次日凌晨1点是肝脏的排毒时间，如果这段时间不能入眠或是睡眠质量不高，会影响肝脏排毒，导致肝火过盛，让脸色变得蜡黄粗糙，甚至出现痘痘。所以，调理肝脏是让美容觉发挥作用的关键。

位置：位于胸部，乳头直下，第6肋间隙，前正中线旁开4寸。

功效：疏肝养血，缓解胸闷、惊悸的症状，促进睡眠。

按摩方法：双手拇指指腹分别按压在两侧的穴位上，做圈状按摩，左右各60次。

★ 关元穴：多梦严重影响我们的睡眠质量，让我们的身体得不到充足的休息，长此以往会导致元气不足、脏腑不调、身体虚弱、气色不佳。只有睡得安稳香甜，气血才能运行顺畅，容光焕发。

位置：在肚脐下3寸。

功效：按摩此穴可改善精神衰弱、失眠、精力减退的症状，使体内各个脏器得到滋养和修复，利于美容。

按摩方法：将双手叠在一起按压此穴位，也可以连同此穴周围做圈状按摩，连续60次。

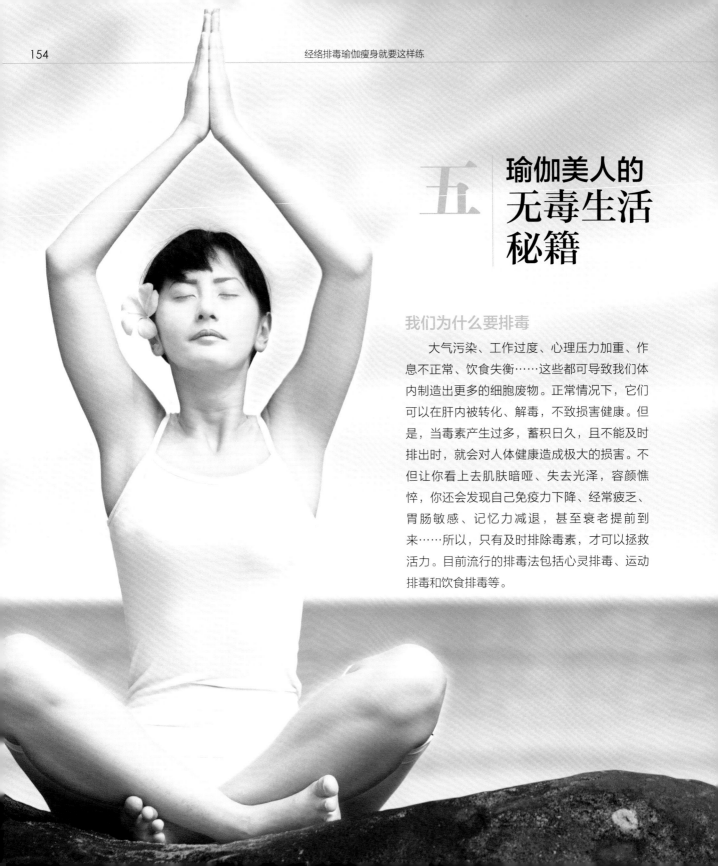

五 瑜伽美人的 无毒生活 秘籍

我们为什么要排毒

大气污染、工作过度、心理压力加重、作息不正常、饮食失衡……这些都可导致我们体内制造出更多的细胞废物。正常情况下，它们可以在肝内被转化、解毒，不致损害健康。但是，当毒素产生过多，蓄积日久，且不能及时排出时，就会对人体健康造成极大的损害。不但让你看上去肌肤暗哑、失去光泽，容颜憔悴，你还会发现自己免疫力下降、经常疲乏、胃肠敏感、记忆力减退，甚至衰老提前到来……所以，只有及时排除毒素，才可以拯救活力。目前流行的排毒法包括心灵排毒、运动排毒和饮食排毒等。

心灵减压

不良情绪的淤积是心理毒素的来源。国外有学者研究表明：81%的癌症患者患病前有过恶性生活事件；66%的患者在病前有抑郁、焦虑等心理障碍。而我国也有学者研究发现：因心理障碍引发的疾病已居首位，超过心血管系统、呼吸系统及恶性肿瘤等疾病。

心灵减压，已成为与都市人密不可分的一个健康课题，越来越多的人在修炼瑜伽冥想中得到了身心的净化。冥想是全神贯注地做一件不需要理性分析的纯身体活动，让你的心思全部沉浸其中，让烦恼和忧愁暂时处于"关机状态"。给情绪做一个优雅的按摩，花5分钟来倾听内心的声音，认真地梳理所有的负面情绪，就这样，让身心得到最原始的解脱。

烛光冥想

减压指数：★ ★ ★ ★
修炼次数：1次

减压排毒魔效

想要取悦身体，就先要取悦我们的心灵。面对林林总总的生活压力和日益增加的社会竞争，反射到我们身上的也许只有"人情淡薄""世风日下"等词汇了。如果在生活里越来越感觉不到那份人类最原始的温暖，那就请你关掉所有的灯光，在寂静的黑暗中点燃几支蜡烛，让橘红色的烛光在黑暗中重新燃亮你的内心，让那强大的温暖和幸福感由心逐渐蔓延。烛光冥想又叫"一点凝视功"，它能通过凝视来舒缓眼睛疲劳，改善视力，放松身心。同时，它还能使人在冥想的过程中快速提升温暖感和幸福感，在不知不觉中扫清身心的痛苦和烦忧，调节身体免疫力。

1 选择光线幽暗的房间，以自我感觉舒适的瑜伽坐姿坐好。在前方约1米处放置一支点燃的蜡烛，腰背保持挺直。

2 做烛光冥想之前需要活动一下眼球，眼球先按上、右、下、左顺时针方向转动10次，再逆时针方向转动10次。保持速度，先慢后快。

3 闭上双眼放松（佩戴隐形眼镜者需事先摘除），调整呼吸。

4 低头后慢慢抬起，睁开双眼，将视线移至烛台的底部，再上升到火苗，仔细观察火焰的大小、颜色、形状，包括内焰和外焰。尽量不要眨眼，如果流泪也不要揉动眼睛，观想自己两眉之间的一个亮点，直到眼睛感觉到疲倦，闭起双眼，完全放松。

5 在闭上双眼之后，继续凝视双眉间的亮点，或让它与火焰的余像合一。待它消失时，睁开眼再专注地凝视火焰。

6 反复练习3次，时长10～15分钟，然后闭上眼睛进入其他冥想状态，或是进入彻底放松和结束状态。

练习步骤

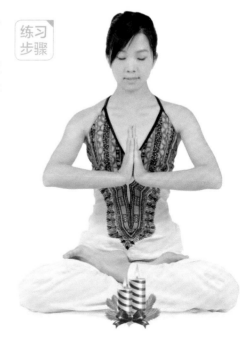

舞蹈冥想

减压指数：★ ★ ★ ★ ★
修炼次数：1次

减压排毒魔效

　　瑜伽体式不仅带给我们身体轻盈和美丽，还能给予我们心灵慰藉。瑜伽的舞蹈冥想一般是群体起舞和唱歌，轻歌曼舞能让身体得到放松和运动，内心体验到一种生机勃勃的感觉，可以有效消除紧张和压力。建议练习舞蹈冥想的时候可以一个人一边吟唱，一边舞蹈，感受远离尘嚣的轻松感。

练习
步骤

Step: 舞蹈冥想要求有音乐或乐器的配合，音乐要求旋律词风大气而有意境，乐器以鼓点或古典乐器为主。可坐可站，随着音乐摇摆、击掌打拍子，甚至随意摇摆身体，可以从中体验到内心的快乐与愉悦。

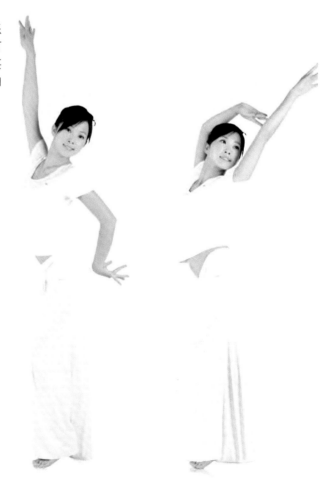

Top10排毒明星食材大公开

　　爱美的女人们总会选择各种各样的排毒药物来改善自己的健康状况，花费了不少时间和金钱，却忽略了"是药三分毒"的教训，减肥效果往往事与愿违。其实，只要能深入地了解我们每天的必修课——饮食，就会发现，原来"解铃还须系铃人"，导致体内毒素聚集的"罪魁祸首"——食物，也是可以巧妙地利用起来并进行安全排毒的最有效手段。

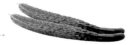

黄瓜

　　营养成分： 黄瓜富含蛋白质、糖类、维生素B₂、维生素C、维生素E、胡萝卜素、烟酸、钙、磷、铁等营养成分；同时还含有丙醇二酸、葫芦素、柔软的细纤维等成分，是难得的排毒养颜食品。

　　排毒功效： 黄瓜中所含的黄瓜酸，能有效地促进人体的新陈代谢，帮助毒素的排出。黄瓜中维生素C的含量是西瓜的5倍，具有美白肌肤、保持肌肤弹性和抑制黑色素形成的功效。黄瓜还能抑制糖类转化为脂肪，对肺脏、胃肠、心脏、肝脏都非常有益。

　　挑选要点： 通常黄瓜中带刺、挂白霜的为新摘的鲜瓜；瓜鲜绿、有纵棱的是嫩瓜。条直、粗细均匀的瓜肉质好；瓜条、瓜把枯萎，瓜条肚大、尖头、细脖的崎形瓜或颜色是黄色或近似黄色的瓜都不宜购买。

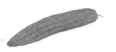

苦瓜

　　营养成分： 《本草纲目》中说，苦瓜"除邪热、解劳乏、清心明目"。苦瓜富含苦瓜苷、蛋白质、糖类、粗纤维、维生素C、维生素B₁、维生素B₂、烟酸、胡萝卜素、钙、铁等成分。

　　排毒功效： 苦瓜具有排毒解毒、抗炎、养颜美容的功效，其独具一种有明显抗癌作用的活性蛋白质，这种蛋白质能够激发体内免疫系统的防御能力，增强免疫细胞的活性，能有效地清除体内的有害物质。

　　挑选要点： 苦瓜身上一粒一粒的果瘤，是判断苦瓜好坏的特征。颗粒愈大愈饱满，表示瓜肉愈厚；颗粒愈小，瓜肉相对较薄。选苦瓜要挑果瘤大、果形直立、颜色漂亮的。如果苦瓜出现黄化，就代表已经过熟，果肉就会柔软不够脆，失去苦瓜应有的口感。

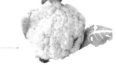

花椰菜

　　营养成分： 花椰菜富含人体所需的维生素A、维生素B、维生素C、蛋白质、脂肪、矿物质和多种糖类。

　　排毒功效： 花椰菜具有抗菌抗炎、净化血管、开胃消食、解毒排毒的功效。其富含的萝卜硫素能促进人体细胞产生具有保护作用的酶，可有效灭杀多种致癌物，成为人体抗癌症的有力武器，已被列入抗癌食谱。

　　挑选要点： 西蓝花应挑色泽鲜绿的，泛黄的西蓝花较不新鲜；而白色花椰菜尽可能挑选花梗淡青色、瘦细鲜翠的。花蕾呈小珠粒状的较易熟，若花球坚硬、花梗结实，较不易煮烂。另外，茎部不空心的花椰菜较佳。

大白菜

　　营养成分： 大白菜富含水分、蛋白质、脂肪、糖类、粗纤维、多种维生素及矿物质。

　　排毒功效： 大白菜具有清热解毒、去烦、通利胃肠的作用，其中大量粗纤维可以促进肠道的蠕动，帮助消化，稀释肠道毒素，防止便秘。大白菜富含的多种矿物质有助于增强人体免疫力，降低胆固醇，增加血管弹性，防止动脉粥样硬化，可以有效地预防心血管疾病，对减肥更是有极大的帮助。

挑选要点：选购时主要是看大白菜的生长期、叶球颜色和菜心饱满程度。大白菜的生产期有早、中、晚熟三种类型，叶球颜色又有白帮、青帮和青白帮之分。每年9~10月上市的大白菜属早熟品种，其特点是叶球颜色淡绿、黄绿或白色，称白帮菜或白口菜，菜棵小，叶肉薄，质细嫩，粗纤维较少，口味淡，品质中等，不耐藏，宜随吃随买，故有"贩白菜"之称。

海带

营养成分：海带富含藻胶酸、褐藻酸、甘露醇、硫酸多糖、蛋白质、脂肪、糖类、粗纤维、胡萝卜素、维生素B_1、维生素B_2、维生素C、烟酸、碘、钙、磷、铁等多种营养成分。

排毒功效：海带中尤为富含的碘，可治疗甲状腺肿大和因为缺碘而引发的疾病。碘化物被人体吸收后能加速炎症渗出物的排出，还有降血压、防止动脉硬化、促进有害物质排出的作用。海带中一种叫做硫酸多糖的物质，能够吸收血管中的胆固醇，使血液中胆固醇水平保持正常。而其中的褐藻酸能减慢放射性元素被肠道吸收并促进其排出，具有预防癌症的作用。海带中最具医药价值的甘露醇具有良好的利尿作用，可以治疗药物中毒、水肿等病症。

挑选要点：海带以叶宽厚、色浓绿或紫中微黄、无枯黄叶者为上品。海带以加工后整洁干净、无霉变且手感不黏者为佳，若洗海带后水有异色，应停止食用。

蜂蜜

营养成分：《神农本草经》中记载蜂蜜："久服强志轻身，不老延年。"蜂蜜富含维生素B_2，维生素C以及果糖、葡萄糖、麦芽糖、蔗糖、优质蛋白质、乳酸、苹果酸、淀粉酶、氧化酶、钾、钠、铁等多种营养成分。

排毒功效：蜂蜜具有润肺止咳、润肠通便、排毒养颜的功效。现代医学研究表明，蜂蜜中的主要成分葡萄糖和果糖，极易被人体吸收利用。常食蜂蜜不仅能轻松排出身体毒素、美容养颜，对预防心血管疾病和神经衰弱等疾病也有很好的效果。

挑选要点：真蜂蜜颜色呈透明或半透明色，气味醇正、自然，有淡淡的植物花香；味道香甜可口，有黏稠的糊嘴感，有轻微的淡酸味，回味悠长。品尝结晶块时牙咬即酥、含之即化。热水溶解后静置3~4小时如无发生沉淀则为纯蜜、好蜜。

红糖

营养成分：红糖富含葡萄糖、果糖、叶酸、微量元素、多种维生素、抗氧化物、氨基酸、天然酸类和色素调节物。

排毒功效：红糖是历史上有名的美容排毒圣品，其中含有的特殊成分"糖蜜"，具有强力的解毒功效，能将过量的黑色素从真皮层中导出，通过全身的淋巴组织排出体外，从源头上阻止黑色素的生成。其中所含的胡萝卜素、核黄素、烟酸、氨基酸、葡萄糖等成分，对细胞具有强效修复作用，能使皮下细胞在排毒后迅速生长，真正做到美白排毒从细胞开始。

挑选要点：红糖根据生产工艺及甘蔗原料的不同，颜色会有所区别。淡黄色、黄色、棕红色、褐色的都有。如果是合格的红糖，其营养成分相差不大。挑选红糖的时候不要选散状的，质地较硬的为佳，味道的浓淡跟颜色成正比，可以根据自身的喜好来进行选择。

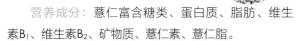

薏仁

营养成分： 薏仁富含糖类、蛋白质、脂肪、维生素B_1、维生素B_2、矿物质、薏仁素、薏仁脂。

排毒功效： 薏仁是公认的排毒消肿的美容圣品，无数明星都已公开表示她们平时就是靠薏仁水来救场。薏仁具有消水肿、利尿、抗肿瘤、健脾祛湿、止泻、排脓、加速新陈代谢等功能。

挑选要点： 购买薏仁应选择质硬有光泽，颗粒饱满，呈白色或黄白色、坚实的，多为粉性，味甘淡或微甜者则为上。

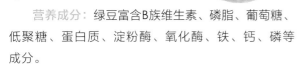

绿豆

营养成分： 绿豆富含B族维生素、磷脂、葡萄糖、低聚糖、蛋白质、淀粉酶、氧化酶、铁、钙、磷等成分。

排毒功效： 常食用绿豆能帮助人体快速排出体内毒素，促进机体的正常代谢，可有效消除瘙痒、痘痘、痱子等因湿毒淤积于肌肤所致的症状。现代医学研究证明，绿豆可降低胆固醇，有保肝和抗过敏的作用，还对重金属、农药中毒以及其他食物中毒具有预防作用；并能加速有毒物质在体内的代谢转换及向外排泄，可说是民间常用的最好解毒剂。

挑选要点： 应选购颗粒饱满、豆皮绿而具有光泽度的绿豆。切忌选择颗粒长瘦、色泽暗灰、有虫眼的。

苹果

营养成分： 苹果中富含多种维生素、钾、粗纤维、果胶、有机酸、矿物质、糖类、脂肪、烟酸、胡萝卜素、核黄素等成分。

排毒功效： 苹果中富含的有机酸能刺激肠壁运动，结合苹果中的粗纤维，可共同达到促进排便的作用。苹果中的钾能与体内过剩的钠结合，使之排出体外，有效预防和消除疲劳状态。富含的维生素C能加强胆固醇的转化，降低血液中胆固醇和三酸甘油脂的含量，有预防高血压、动脉硬化的作用。就算对肥胖的人而言，食用苹果也是极佳的选择。

挑选要点： 苹果一般应选择表皮光洁无伤痕，色泽鲜艳（表明比较成熟），味正质脆者；用手握试苹果的硬软情况，太硬者未熟，太软者过熟，软硬适度者为佳。用手掂量，如果重量轻则是肉质松绵，一般质量不佳。

经络美人

排毒好帮手——瑜伽饮食法

瑜伽饮食讲究洁净，倾向于素食，但是不会强求。如果一个人每天吃肉，那么最好能改成隔天吃肉，从吃大块肉改成荤素搭配；在烹饪上最好简单，不要多吃煎炸类；注意按时三餐，不要不吃，也不要毫无节制地暴饮暴食。

瑜伽认为，一个人吃的食物不仅影响身体和肌肤状态，让毒素长期积累，同时也影响心灵。因此，每个月一到两次的断食，不吃任何东西，只喝柠檬水和温水，不仅可以清洁身体，让聚集在体内的毒素快速排出，还可以让消化器官好好休息，让身体更加洁净健康。

瑜伽饮食法不赞成任何极端的方式，以下是根据现代人的生活规律制定的周末断食排毒法。想温和地尝试断食疗效的MM们不妨一试，只要身体感觉舒适，就是最适合你的。

周末断食排毒法

周末断食排毒法的基本原则：

1. 仅吃果汁或酸奶：断食期间，主要以酸奶搭配蔬果汁，当做一天的营养来源，其余什么都不吃。

2. 断食前应该减食：断食一般在周六进行。

3. 周日复食：以粥、味增汤等清淡饮食为主。

4. 水分补充：一天所喝的水要保证在1000~1500毫升。为了加速新陈代谢、提升断食排毒法的效果，可以饮用掺有柠檬或橙汁的矿泉水。

具体方案：

餐别饮食方案

周五（准备日）

早餐——正常

中餐——正常，量减为七成

晚餐——尽量多吃绿色蔬菜，避免肉类及油炸食物，量减五成

周六（断食日）

早餐——起床后空腹喝一杯温开水，再喝蔬果汁150毫升

中餐——温开水或蔬果汁150毫升

晚餐——蔬果汁150毫升

睡前可以吃些含有锌、氨基酸的营养补充剂。

周日（复食日）

早餐——粥或味增汤

中餐——正常，最好是流食，五成饱

晚餐——正常，五成饱

健康点评

营养专家认为，一天的短期断食并不会给身体带来很大的伤害，因为现代生活中，很多人日常饮食中的脂肪和糖类摄入量都有所超标，周一到周五吃得太油腻，所以周末可以吃得清淡一点。如果每两个月实践一次，在一定程度上可以让胃肠得到休息。断食期间喝蔬果汁或酸奶，可以补充蛋白质和维生素。但是需要注意的是，超过一天的断食不能太频繁，如每周都做，就会干扰营养的正常摄入，打乱机体的新陈代谢，反而加重肾脏负担，增加胃病隐患。

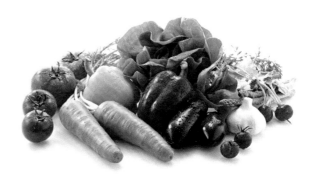

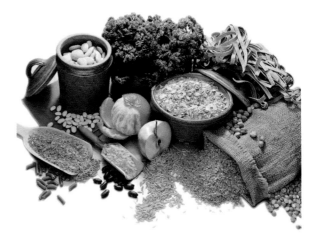

瘦身排毒美味料理

　　想要达到减肥瘦身的终极目标，除了保持日常的瑜伽和运动习惯之外，还要清楚地知道自己在吃什么、该怎么吃。毕竟每天人类要靠"吃"这个动作来维持生命，不要再错误地认为我不吃就可以瘦了，不吃的后果就是身体的代谢力严重降低，让你永远都瘦不下来。营养专家认为，不正确的饮食及烹饪方式会破坏肠道吸收力，增加肝脏负担，为身体带来毒素。烧烤、煎炒、油炸等过度烹调方式会损害肠道细胞，色素、添加剂、香烟、高糖、酒精等都会影响肠道吸收力，使毒素积存于肝脏内。所以要选择正确的食物和烹饪方式，帮助肠道细胞恢复正常，使肝脏能及时处理积蓄的毒素。

营养师排毒餐的制定原则

1 选择新鲜食材，应避免加工、腌制食品。

2 烹调方式以清蒸、水煮、氽烫为主，忌煎炸及大火炒，食物烹饪温度不超过120℃。

3 增加蔬菜的摄取量，多食用各种颜色的新鲜蔬果。

4 保证摄入定量的淀粉，例如优质面包和米饭。晚餐可进食白米、糙米饭或红米饭1碗。

5 食用油选择橄榄油。

6 少油盐，避免含色素和不良添加剂的食物。

7 确保摄入足够的矿物质和抗氧化物。

8 减少或停止喝酒，若必须应酬，水和酒按比例饮用，如1杯酒：2杯水。

经络美人

明星专属排毒餐食谱

著名艺人大S公开的排毒饮食诀窍：

1 吃净化早餐：燕麦、葡萄干和水煮蛋混在一起吃，不加水。

大S的体验：连续吃三天就会大便通畅，体内废物等毒素也会随之排出，每周至少吃一次。

2 保持素食：每天只吃蔬菜和水果，拒绝肉类。

大S的体验：感觉体内的毒素渐渐排出，身体变好，骨骼健壮，肌肤变得细腻，脸色也越发红润起来。

七日排毒餐食谱

时间	早餐	午餐	下午茶	晚餐
第一天	紫米粥、鱼汤浸菜	白米饭1碗、青瓜粉皮、虾仁芦笋、鱼汤浸菜	75%黑巧克力2片、去皮苹果1个	桂花干贝煮粉丝、香菇蒸鱼、鱼汤浸菜
第二天	鱼粥	糙米饭1碗、凉拌蒜味海带、鲜茄蛋白煮鱼丁、枸杞子盐水浸时蔬	75%黑巧克力2片、橙子1个	鱼汤浸豆腐、白切鸡、鱼汤浸菜
第三天	薏仁浆、水煮蛋	糙米饭1碗、干贝蒸水蛋、姜葱清蒸鱼、白灼时蔬	75%黑巧克力2片、去皮苹果1个	清蒸豆腐、生菜玉米红萝卜沙拉、白灼虾
第四天	薯茄沙拉、南瓜粥	糙米饭1碗、薯茄炒海参、凉拌青瓜、清蒸鱼	75%黑巧克力2片、去皮水蜜桃1个	杂菜粉丝煲、蒸三文鱼、鱼汤浸菜
第五天	薯茄沙拉、紫米粥、鱼汤浸菜	白米饭1碗、莲藕鸡、香菇豆腐、鱼汤浸菜	杏仁或腰果8~10粒、去皮苹果1个	蒜爆鸡肉片、清蒸桂鱼、鱼汤浸菜
第六天	鳕鱼薏仁粥	小黄瓜饭卷、苦瓜炒蛋、胡萝卜南瓜排骨汤、白灼时蔬	75%黑巧克力2片、去皮苹果1个	金针菇煮丝瓜、丝瓜桂鱼、牛肉洋葱鲜汤
第七天	薯茄米粉汤、白灼时蔬	糙米饭1碗、清蒸冬瓜、芦笋白菜花虾仁、香菇云耳蒸鸡片	杏仁8~10粒、去皮雪梨1个	竹荪豆腐、清蒸鳕鱼、鱼汤浸菜

淋巴排毒按摩

淋巴管是比血管更细、更柔软的管子，分布在身体各个部位，淋巴管的循环与否直接决定了身体的免疫力和新陈代谢能力。当我们的身体日积月累地囤积了一大堆毒素的时候，作为重要排毒通道的皮肤，自然难逃毒素的迫害。脸部、颈部这两处最易泄露女性年龄秘密的重要领地更是首当其冲，容易迅速地老化、松弛。淋巴循环是人体自主性的一种生理功能，与身体的变化和调节有着非常直接的关系。一旦淋巴系统受到毒素的冲击而出现异常，我们的身体功能就会随之出现一连串的问题，便秘、下半身肥胖、妇科炎症等困扰随之而来。

从现在起，学会每天巧用自己的双手，只需要3分钟，通过淋巴按摩刺激淋巴，将毒素轻轻松松地排出体外，让体内的毒素随着血液的畅通被深层地"净化"，真正达到"无毒一身轻"的完美状态。

经络美人

资深护疗师这样说

Q：作为一名专业的美容护疗师，你怎么理解"淋巴排毒"这个概念？

Billy：从SPA的意义上说，排毒通常指淋巴排毒，主要通过按摩身体上的几大淋巴丛，以被动运动的方式帮助排出体内累积的毒素，达到舒畅身心的养生功效。如颈部淋巴结、腋下以及腹股沟淋巴结都是容易匿藏毒素的位置，女性特别需要注意。

Q：以你从事的工作来说，主要是通过哪些方法来为身体排毒？

Billy：我们主要通过护疗师的手法对十二经络和主要穴位的按压来排出囤积毒素，同时用植物提取的复方精油来做经络按摩。精油分子非常小，可以快速地被肌肤吸收或由嗅觉系统进入体内，疏通人体循环系统，从而将毒素彻底排出。这两种方式结合，可获得最佳的排毒效果。

Q：生活节奏快、工作压力大的现代女性对排毒的诉求似乎特别突出，你对此有什么好建议？

Billy：长时间坐在电脑前面的白领女性，背部肌肉承受的压力最大，也是经络最容易形成结节的部位。建议大家有时间多练习经络排毒瑜伽，通过疏通经络来缓解压力、排毒养颜。我们也推荐大家通过舒缓柔美的音乐、排毒草莓茶、精油芳香及令人平静的环境，来营造一段属于自己的冥想时光，将烦恼关在门外，才能让身心轻盈，充满活力，这也就是身心双重排毒带来的显著功效。

"享瘦"精油泡澡

　　泡澡好处多多，不仅可以消除疲劳、促进血液循环、加速淋巴系统排毒，还能快速排出全身毛孔内的污垢，更可以改善寒性体质，提高睡眠质量，并具有强烈燃烧脂肪的瘦身作用。

　　"泡泡瘦"的概念源自加拿大，在用精油按摩的同时，精油独有的神奇香味会给身体传达饱食信息，降低饥饿感。同时还能促进胆汁分泌，加强体内食物的消化，强大的排导功能还能将代谢的脂肪快速排出体外。"水疗排毒"并非只可在专业美容机构才能尊享的专属项目。只要预留15分钟的愉快时光，在家中好好地泡个澡，即可让你感受等同于美容院的奢侈"排毒"疗程。彻底有效的精油沐浴时光，绝对是打造不易囤积毒素体质的必备基础哦！

"泡澡家族"美丽大公开

　　泡澡其实是一门很大的学问，不要只单纯地认为泡澡就是把身体放进水里那么简单喔！怎么泡？什么时候泡？泡多长时间……要想让泡澡发挥最大的功效，每个人都应该依据自己的体质与需要来调整你的"泡澡方案"。

●全身浴：将水温控制在37~39℃，把脖子以下全部浸泡在温水中，借助水的浮力来促进血液循环，加速毒素从皮肤排出，放松全身肌肉。泡澡时间为15~20分钟。

●半身浴：将水温控制在37~39℃，将胸口以下全部浸泡在温水中。半身浴是时下风靡全球的一种温和的泡澡方式，适合女性、年长者、儿童以及体质较差者。泡澡时间为15~20分钟。

●坐浴：将水温控制在37~39℃，将整个臀部全部浸泡在热水中，10~20分钟。坐浴的最大功效是能促进下腹部的血液循环，改善多种妇科问题，缓解女性生理痛，对改善便秘和痔疮也有帮助。

●足浴：将水温控制在40~42℃，水位至膝盖下10厘米左右。足浴可以快速消除腿部疲劳，放松双脚受损的肌肉群，改善寒性体质，是生理期的最佳浸泡选择。浸泡时间为10~15分钟。

●蒸脸：将水温控制在40~45℃，脸部缓缓靠近脸盆水面，并在头上覆盖一条毛巾，以免水蒸气扩散。蒸脸除了美容功能显著，还能有效改善感冒、喉咙肿痛等。浸泡时间为10~15分钟。

●冷暖浴：将水温控制在40~42℃，先以半身浴的方式将身体浸泡2分钟、出来2分钟，以此类推，反复进出浴缸，保持时间15~20分钟。冷暖浴可以强化血管循环功能，消耗多余热量，帮助脂肪燃烧。

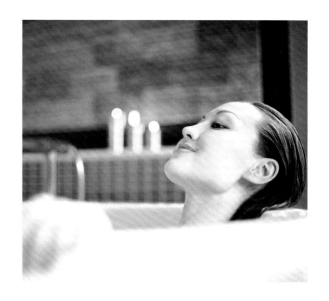

达人精油泡澡须知

●专业芳疗师挑选和分辨精油时，通常会先根据这款精油代表性化学结构来分辨气味上的差异，不同的结构组合会在单一的精油中呈现不同的香气层次。

●精油泡澡基本上没有年龄和性别的限制。不过，老年人和未完全发育的儿童在选择精油和剂量时仍需谨慎和注意；各种特定患者在使用芳香疗法时也必须谨记相关事项，例如，低血压者应尽量避免选用薰衣草精油。正在服药的心脏病、高血压、皮肤病患者泡澡前最好咨询医生意见。

●女性生理期前三天以及生理期期间请勿进行精油泡澡，以免造成出血量的增加，并诱发感染。

●正处于怀孕初期的孕妇不建议采用坐浴的方式浸泡精油，过热的水温会刺激子宫，容易导致流产。若想排毒放松，可放心采用足浴。

●真正的精油不溶于水，会漂浮于水面。在精油泡澡前应特别注意，为避免对皮肤过度的刺激而造成过敏，泡澡前用清水淋浴即可，不建议使用沐浴露，以便让肌肤保留原始油脂的温和保护。

改善体寒泡澡方案

精油配方：生姜精油2滴+葡萄柚精油3滴

泡澡说明：在浴缸中放入40℃温水，滴入相应精油，浸泡15~20分钟。生姜精油具有止痛、发汗、温中、促进新陈代谢的功效，独特的香味更能令人感到温暖；葡萄柚精油能醒脑提神，刺激全身淋巴腺，增强人体免疫力。两者配合能最大限度地促进身体血液循环，有效改善体寒体质。

快速消水肿泡澡方案

精油配方：桉油纯迷迭香精油2滴+欧洲赤松精油2滴+杜松浆果精油2滴

泡澡说明：在浴缸中放入40℃温水，滴入相应精油，浸泡15~20分钟。桉油纯迷迭香精油可平衡神经系统，舒缓身心疼痛。欧洲赤松精油可改善淋巴系统的阻塞，促进身体循环。杜松浆果精油可抑制食欲、改善肥胖、加速排出体内陈旧废物，进而消除身体水肿。

优化淋巴系统泡澡方案

精油配方：葡萄柚精油2滴+快乐鼠尾草精油2滴

泡澡说明：在浴缸中放入40℃温水，滴入相应精油，浸泡15~20分钟。葡萄柚精油能有效地刺激淋巴管，帮助体内过剩脂肪及老废角质代谢，并能瞬间提神，强化身体免疫力。快乐鼠尾草精油被称为"神圣药草"，能有效预防感冒、激活脑细胞、增强记忆力，含有的雌激素还能改善女性生殖系统。

赶走酸痛疲劳泡澡方案

精油配方：蓝胶尤加利精油2滴+黑云杉精油2滴+柠檬香茅精油1滴

泡澡说明：在浴缸中放入40℃温水，滴入相应精油，浸泡15~20分钟。蓝胶尤加利精油具有极强的杀菌功能，能缓和日常紧张焦虑的不良情绪。黑云杉精油能经由脑垂体，带动并影响内分泌，能快速稳定神经系统。柠檬香茅可消除疲劳、缓解肌肉酸痛、舒缓压力。

附录 | 你到底有多"毒"？——身体自测

[你真的是"欧阳锋式"毒女吗？]

☐ 三餐食不定时，偏爱肉食，不爱吃蔬果
☐ 每天喝水量不超过1500毫升
☐ 讨厌平淡无味的白开水，最爱喝甜味饮料
☐ 生活中离不开烟、酒、茶、咖啡
☐ 经常食用方便面、罐头、零食等速食食品
☐ 爱吃油炸、烟熏、烧烤的料理
☐ 经常三天才排便一次，要靠药物来解决便秘问题
☐ 不做运动，就喜欢躺着、坐着看电视、上网
☐ 再怎么睡觉也觉得浑身无力、疲惫不堪
☐ 抵抗力低下，经常感冒生病
☐ 习惯性腰酸背痛、肩颈痛、偏头痛
☐ 皮肤粗糙暗沉、毛孔粗大、毫无光泽
☐ 头发干枯开叉，年纪轻轻就有掉发烦恼
☐ 用餐后胃肠胀气、消化缓慢，排气恶臭
☐ 总是莫名地烦躁发火，觉得生活压力无限大
☐ 努力减肥，却怎么样也瘦不下来

[测毒指数大公开]

Check ❶

1~4个√

你的身体功能还保持得不错，没有太多的毒素囤积，继续保持均衡的饮食和健康的瑜伽运动习惯吧！排毒习惯是需要一生维持的哟！

Check ❷

4~10个√

不好意思，你的身体已经在慢慢地囤积毒素，再不改变现有的不良生活习惯，毒素将会开始对你的身体健康发出战前通牒了！

Check ❸

10~16个√

以为欧阳锋是最"毒"的吗？很遗憾地告诉你，你绝对比他还要"毒"。长期的不良生活作息习惯已让你的身体囤积大量毒素，健康状况可能只是表面现象，内里必定已经敲起了警钟。从现在起，跟着"瑜美人"一起开始全新的"无毒"生活吧！合理的饮食加上运动是毒素和肥胖的天敌。

[奖项越高，中毒越深]

● "毒女"三等奖

❶ 睡眠时间超标，白天却还是昏昏欲睡；
❷ 经常对某类食物过敏，不敢吃，也不想吃；
❸ 一吃到油腻的东西就感到恶心，并出现腹泻；
❹ 时常感觉疲倦无力、浑身酸痛；
❺ 容易长溃疡，并且溃疡面越来越大。

● "毒女"二等奖

❶ 有口臭，并伴有腹部胀气，排气排便都恶臭难闻；
❷ 习惯性便秘、腹泻、排便困难和无力，并经常排不干净；
❸ 经常被原因不明的头痛所袭击，痛得难以忍受；
❹ 月经前乳房异常疼痛，阴道感染等问题也随之而来。

● "毒女"一等奖

❶ 免疫力低下，经常感冒和感染其他流行性疾病，对各种病毒的抵抗力较低；
❷ 伴有偶发性肝脏、胆囊轻微疼痛；
❸ 皮肤表面容易患脓疱、痘痘、皮疹等常见皮肤类疾病；
❹ 额头上容易长痘，并且又红又亮；
❺ 腹泻、便秘、腹胀、消化不良等胃肠问题如影随形。

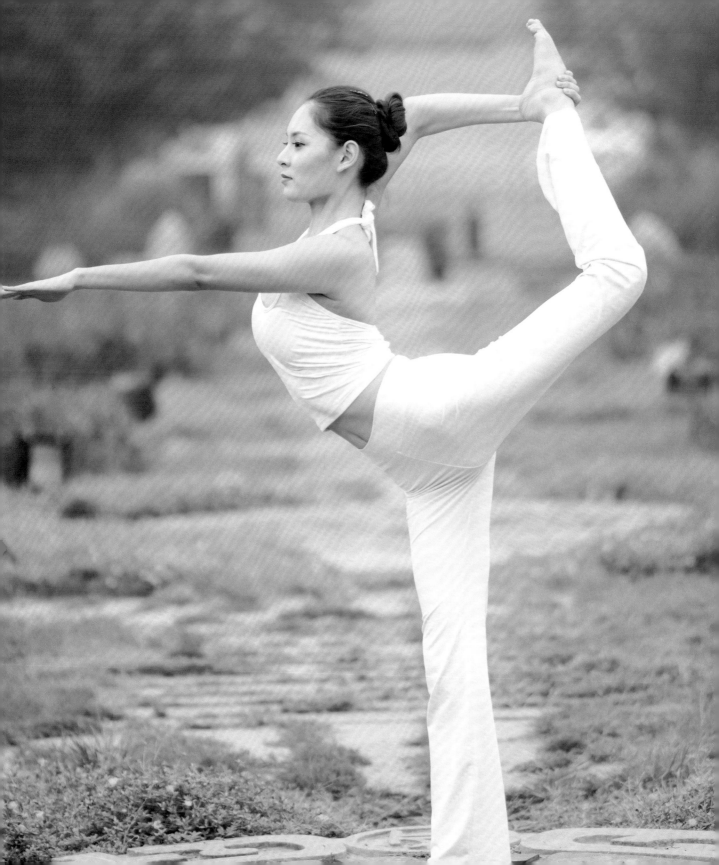